✚ 第一现场

—— 你不可不知的救命常识

主　编　祝益民

副主编　徐芙蓉　石泽亚

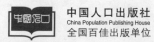

中国人口出版社

China Population Publishing House

全国百佳出版单位

图书在版编目（CIP）数据

第一现场：你不可不知的救命常识／祝益民主编
. -- 北京：中国人口出版社，2019. 12（2020. 10重印）
ISBN 978 - 7 - 5101 - 6802 - 4

Ⅰ. ①第… Ⅱ. ①祝… Ⅲ. ①急救 - 基本知识 Ⅳ.
①R459. 7

中国版本图书馆 CIP 数据核字（2019）第 265908 号

第一现场——你不可不知的救命常识
DIYI XIANCHANG NI BUKEBUZHI DE JIUMINGCHANGSHI

祝益民　主编

责 任 编 辑	杨政瑞	
装 帧 设 计	田　波	
责 任 印 制	林　鑫　单爱军	
出 版 发 行	中国人口出版社	
印　　　刷	和谐彩艺印刷科技（北京）有限公司	
开　　　本	880 毫米×1230 毫米　1/32	
印　　　张	14	
字　　　数	140 千字	
版　　　次	2019 年 12 月第 1 版	
印　　　次	2020 年 10 月第 2 次印刷	
书　　　号	ISBN 978 - 7 - 5101 - 6802 - 4	
定　　　价	35. 00 元	

网　　　址	www. rkcbs. com. cn
电 子 信 箱	rkcbs@ 126. com
总编室电话	（010）83519392
发行部电话	（010）83510481
传　　　真	（010）83538190
地　　　址	北京市西城区广安门南街 80 号中加大厦
邮 政 编 码	100054

编委会

主　编：祝益民

副主编：徐芙蓉　石泽亚

专家委员会（按照姓氏笔画排列）：

田馨怡　刘晓亮　张义雄　张兴文

陈　芳　胡进晖　曹　彦　韩小彤

前　言

随着我国经济社会的不断发展，人民对健康的要求也越来越高。然而，社会生产力和科学技术的高速发展带来的突发急症、意外事故、自然灾害以及社会突发事件等导致的伤、残、死等也在严重危害着人民的生命和健康。现代救护强调在伤病突发的第一现场，由第一目击者在第一时间做出迅速、正确的反应，可简称为"三个一"，是有效实施初步紧急救护措施的基础，其目的是挽救生命、控制病情恶化、减轻伤残和痛苦，争取进一步救治的机会，以达到提高急救成功率的目标。

现代救护是立足于第一现场的救护，在发病、受伤的第一现场（如家中、工作场所、户外等），第一目击者如能对伤病员实施及时、有效的初步救护，可挽救生命、大幅度地减轻伤残和痛苦、提高急救成功率，降低院前死亡率。绝大多数情况下，当遇到生命受到威胁的伤病员时，在场的第一目击者往往不是急救专业人员，而是其他人员。首先，这些人并没有掌握基本的急救技能，不会在第一时

1

间施救，等到急救专业人员赶到现场时，伤病员往往失去了急救的最佳时机。因此，即使医生的水平再高、医院的设备再好，也是鞭长莫及。其次，他们若将伤病员不经处理直接运送到医院，甚至使用错误的方法将伤病员运送至医院，还有可能加重伤情和病情。因此，普及第一现场急救知识至关重要。

现场救护不仅是一种高尚的行为，更是一门科学，不同于普通的医疗知识，它要求我们除了掌握一定的医学常识，还必须具备相应的技能操作能力。第一目击者只有学习和掌握了相应的急救知识和技能，才能在关键时刻、在第一现场临危不乱，泰然处之。现场急救的普及已经成为一个国家、民族、城市文明的标志之一，全面提升公众急救知识技能水平，对提升国民的健康素养、实现健康中国的战略目标具有重大的意义。鉴于此，湖南省人民医院、湖南省急救医学研究所组织专家编写了本书——《第一现场——你不可不知的救命常识》，以指导更多的民众参与现场救护，挽救更多的生命。

本书从非医务人员的视角着手，以满足普通民众需求为目标，风格简明实用，内容浅显易懂、文字通俗流畅，采用图文并茂的形式直观形象地将第一现场救护知识和技能进行了分类介绍。内容包括：概述、第一现场的风险与评估、特殊人群的现场把握、中暑、淹溺、烧烫伤、冻伤、电击与雷击、高空坠落、煤气（一氧化碳）中毒、交通事故、洪灾、火灾、群体事件、转运与终止施救十五个章节。本书不仅可以作为高等学校、各类应急救护培训机构现场救护培训教材，也可作为社会公众自学科普读本，可以帮助学习者快速地掌握第一现场救护的知识与技能。

　　本人期望有更多的民众来学习现场救护知识与技能；期望更多的卫生健康行政主管部门、群众团体和企事业单位能够着力组织加入现场救护知识技能普及培训；期望本书能在推动公众急救知识技能普及中发挥积极的作用，帮助广大读者学习和掌握第一现场急救知识和技能，以便在伤病和意外事件发生时能伸出援手，挽救更多的生命。

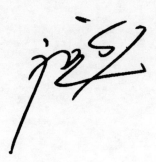

2019 年 1 月 11 日

目　录

目
录

第一章 概 述

第一节 第一现场的概念

一、第一现场的概念

第一现场，即突发伤病与事件的现场，可以是家庭、学校、机关、企业、野外、工地、公路、公共场所等医院以外的各种环境。

二、第一现场的分类

1.按空间分布分类：意外伤害或紧急情况发生的第一现场可按水、陆、空的三维空间分类，主要以发生在陆地的第一现场最为常见。

（1）以水为空间分类的第一现场主要有溺水（图1-1）和洪灾（图1-2）。

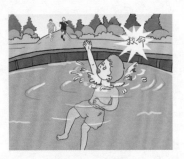

图 1-1　溺水

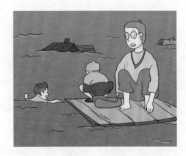

图 1-2　洪灾

（2）以陆地为空间分类的第一现场主要有：中暑（图 1-3）、烧伤、烫伤（图 1-4）、交通事故（图 1-5）、电击或雷击（图 1-6）、火灾等。

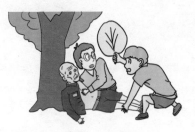

图 1-3　中暑

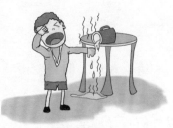

图 1-4　烫伤

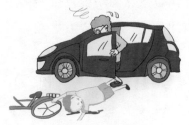

图 1-5　交通事故

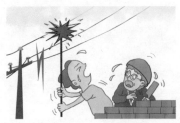

图 1-6　电击

（3）以空中为空间分类的第一现场主要有：高空坠落（图1-7）和空难（图1-8）。

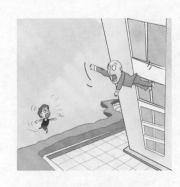

图1-7　高空坠落

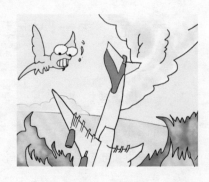

图1-8　空难

2.按伤害发生的地点不同分类：可分为家庭、企业、学校、工厂、工地、公共场所、野外和灾难等（图1-9）。

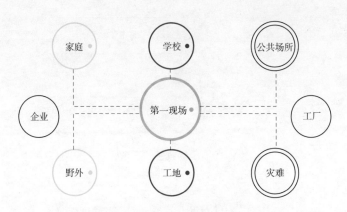

图1-9　不同的第一现场

同一个现场可发生不同的意外伤害，同一种意外伤害也可在不同的现场发生，我们要根据第一现场的条件和布局设施就地取材，采取正确的急救措施。

第二节　第一现场在现场救护中的意义

一、现场救护"三个一"理念

现代救护强调在伤病突发的第一现场，由第一目击者在第一时间做出迅速正确的反应，可简称为"三个一"(图1-10)。它是有效实施初步紧急救护措施的基础，其目的是挽救生命、控制病情恶化、减轻伤残和痛苦，争取进一步救治的机会，达到提高急救成功率的目标。

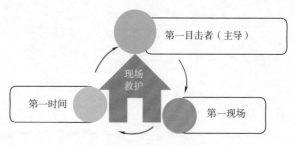

图1-10　现场救护"三个一"

二、"三个一"的内涵

在伤病突发的第一现场，具有现场救护能力的第一目击者，第一时间做出迅速正确的反应。"三个一"环环相扣，缺一不可。现场救护是急诊医疗服务体系(EMSS)（图

1-11）中极为关键、不可替代的首要环节。因此，"三个一"就成为大众救护与培训时需要把握的核心。

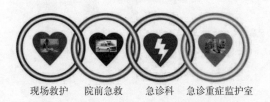

现场救护　院前急救　急诊科　急诊重症监护室

图1-11　急诊医疗服务体系（EMSS）

由于各种原因引起的心搏呼吸骤停——猝死，是危及人的生命最紧急、最危险的情况。40％以上死于发病后15分钟内；如果抢救时间早1分钟，成功率将上升10％。心搏骤停4分钟内，抢救成功率约50％；心搏骤停6分钟内，抢救成功率约10％；超过6分钟后，成功率仅为4％（图1-12）；超过10分钟，抢救成功率几乎为零。有数据显示，美国每年心脏猝死占36％，其中80％发生在家中，抢救生存率28.7％；欧美国家，应用现场心肺复苏技术（CPR），每天有100多人幸免于死；猝死人员有35％~40％如经现场及时进行心肺复苏，可以挽救生命。我国每十秒钟就有一个人因心脑血管疾病死亡，每年54万人死于猝死，抢救成功率不足1％。全球每年因交通事故致伤约1500万人，致死约70万人。在我国，每年各类伤害发生约2亿人次，占全年居民患病就诊总人次数的4％，死亡人数逾百万人，占死亡总人数的9％左右，

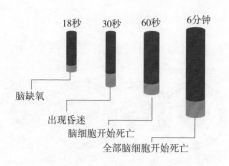

18秒　30秒　60秒　6分钟

脑缺氧

出现昏迷

脑细胞开始死亡

全部脑细胞开始死亡

图 1-12　脑细胞缺氧变化

是继肿瘤、心、脑血管病之后第四位的重要死因，最为常见的伤害主要有交通运输伤害、自杀、溺水、中毒、跌落等，占全部伤害死亡的 70% 左右，死亡及伤残人群 75% 是青壮年（图 1-13）。

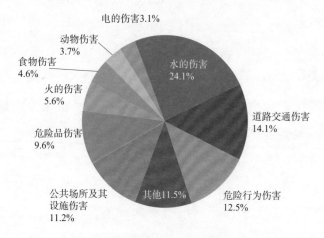

电的伤害3.1%

动物伤害
3.7%

食物伤害
4.6%

火的伤害
5.6%

危险品伤害
9.6%

水的伤害
24.1%

道路交通伤害
14.1%

公共场所及其
设施伤害
11.2%

其他11.5%

危险行为伤害
12.5%

图 1-13　各类伤害受害人数比例

在伤病发生的第一现场，人们常常将抢救意外伤害和危重急症的希望完全寄托在医院和医生身上，而绝大多数情况下，在场的第一目击者不会是急救专业人员，而是其他人员。他们由于缺乏现场救护知识和技能以及对现场救护的重要性及可实施性的认识，往往会使处在生死之际的伤病员丧失了医学界的"救命黄金时间"。现代救护的新理念是立足第一现场的抢救。要使伤病员得救，避免脑细胞死亡，就必须在心搏、呼吸停止后第一现场立即进行有效的心肺复苏。疾病、创伤、中毒、溺水、电击、窒息、严重过敏反应等都是导致呼吸心跳骤停的常见原因。创伤的急救也是一个现场急救的过程，如果能在创伤的第一现场规范及时地止血、包扎、固定、搬运，将极大地减少伤者的死亡和伤残，为医务人员的到来争取宝贵的时间。

疾病急性发作和意外伤害的突发现场环境各种各样，千差万别，绝大部分情况下都不具备急救的专业条件，给救护带来困难，因此，明确现场救护目的，迅速选择正确的救护方法，对患者实施科学、及时、先进、有效的初步救护，可以避免现场无所适从、不知所措、延缓抢救，从而减少无效救护，甚至避免适得其反的"救护"。把握好第一现场，及时、正确、有效的抢救，能最大限度地减少痛苦、伤残和死亡。

因此，向公众普及救护知识和技能，把握好第一现场、在第一现场实施有效紧急的救护措施至关重要，可以为抢救伤病员赢得宝贵时间，以挽救生命、减轻伤残和痛苦，然后迅速将伤病员送到邻近的医疗机构继续进行救治。

第三节　第一现场的救护特点与原则

疾病急性发作和意外伤害的突发现场环境各种各样、千差万别，绝大部分情况下都不具备急救所需的专业条件，这就给现场救护带来了困难。因此，第一现场救护的目的主要是抢救生命、减轻伤残、稳定病情、提高生命质量。

一、第一现场救护的特点

1. 第一目击者是现场救护的关键人员

"第一目击者"英文是"First Responder"，原意是心脏骤停发生后，现场第一个做出反应并采取急救行动的人。这个人更多的不是医务人员，而是患者身边的任何人。

这个词起源于20世纪后20年代的西方欧美发达国家，它成为志愿者队伍中最重要的成员，主要是学习以救命为主的基本急救知识和技能，经过规范培训，通过考试后获得证书，就可以在现场对伤病患者进行救护工作，成为社区民众开展"自救互救与他救"的重要力量。任何一个社会人都可能成为"第一目击者"。

2. 突发性，思想上无准备

需要进行现场急救的往往是人们预料之外的遭遇突发疾病或者是意外伤害事故的急危重症伤病员。有时是发生在个人，有时是发生在群体，有时是分散的，有时是集中的。伤病员多生命垂危，但现场往往没有专业的急救人员，因此，身处第一现场的第一目击者需要保持镇定，要有临危不乱的心态，不仅能够对伤病员进行有效正确地施救，还应该呼请在场及场外的相关人员参与急救。

3. 病情、病因复杂，难以准确判断

意外伤害发生时，伤病员通常会有多个系统及器官受损，且发生心脏骤停的原因非常多，如心脑血管疾病、交通事故、灾害事故、溺水、电击、地震等。这就要求第一目击者有比较丰富的医学知识、熟练的急救技能，才能顺利完成第一现场的急救任务。

4. 资源局限，需就地取材

现场急救通常是在缺医少药的情况下进行的，没有齐备的抢救器材、药品和转运工具。因此，要机动、灵活地在第一现场寻找替代用品，通过就地取材来获得相应的急救工具（图1-14）（图1-15），如夹板、绷带、担架等，

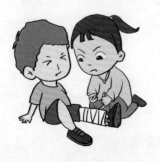

图1-14　用木板代替夹板

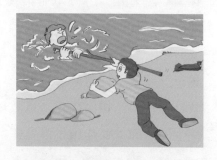

图1-15　借助树枝石头施救

尽快完成现场救护，避免错过急救时机，给伤病员造成更大的伤害甚至不可逆的损伤和后果。

5. 情况紧急，需分秒必争

突发伤病发生后，现场救护就是与时间赛跑，与死神争夺生命。而这类伤病员比平时在医院中碰到的伤病员情况要更复杂，通常可能有多个器官功能同时受损，病情垂危的伤病员多，他们往往会出现昏迷、大小便失禁、大出血等情况以致心跳呼吸骤停。当心跳呼吸骤停超过6分钟，脑细胞就会发生不可逆的损伤。4分钟内经及时有效的心肺复苏，可能有50%的概率被救活。10分钟后才开始心肺复苏者100%不能存活，即使经过抢救后恢复心跳呼吸，但也已经脑死亡。

"生命链"是指对发生在医院外的各种环境中突发的危急症病人，采取的一系列有序有效的救护措施，有四个互相联系的环节序列。在对伤病员的抢救中应争分夺秒，越早实施，效果越好，这四个环节称为"四个早期"，也称为"四个E"。"E"是英文Early（早期）的开头字母，即早期呼救、早期心肺复苏、早期电除颤、早期高级生命支持（图1-16）。生命链中的每一个环节进行得越及时、越充分，效果就越好。这四个环节环环相扣，只有做到急救社会化、结构网络化、抢救现场化、技能普及化，才能使生命链的重要作用得以发挥。

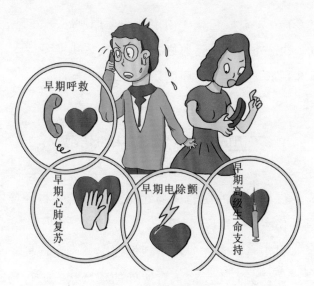

图 1-16 四个早期

二、第一现场救护的原则

无论是在家中、马路、公众场合等环境，还是在情况复杂、危险的事故现场，现场救护总的原则是采取及时有效的急救措施，最大限度地降低死亡率，减轻伤病员的痛苦，降低致残率，为医院救治打好基础，因此，第一目击者现场救护应遵循以下几个原则：

（1）安全第一原则；

（2）先抢后救原则；

（3）先救命后治伤原则；

（4）先重后轻原则；

（5）急救与呼救并重原则；

（6）先止血后包扎、固定和搬运原则；

（7）先处置后转运原则；

（8）先分类再运送原则。

第四节　现场救护的步骤

需要现场急救的伤病员都处在医院外的各种环境中，有些意外伤害、突发疾病甚至发生在不安全的现场。因此，作为第一目击者，首先应评估现场情况，确定现场安全，其次检查伤病员有无反应，对所处的现场状态进行判断，分清疾病的轻重缓急，同时要大声呼救，并进行伤情判断和有效的自救互救。

一、现场评估

第一目击者在进行现场急救时一定要牢记"安全第一"原则，通过实地感受，用眼睛、耳朵、鼻子等对异常情况进行现场评估（评估应在数秒钟内完成），评估时必须迅速控制情绪，尽快掌握现场，并寻求帮助。

首先，应对救护人、伤病员及旁观者造成的伤害以及进入现场的安全性进行现场评估。在进行现场急救时，造成意外的原因可能会对参与现场急救的人员产生危险，所以救护人应首先确保自身安全。例如，触电现场急救（图1-17）（图1-18），必须首先切断电源，然后采取急救措施；

地震时要注意是否会发生余震。其次，要注意对引起受伤的原因、受伤人数以及是否仍有生命危险进行现场评估。初步识别伤、病情，清除伤病员身上有碍急救的物品，如头盔、衣服等。

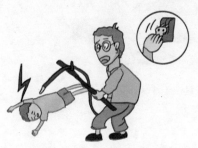

图 1-17　触电现场急救　　　　图 1-18　触电错误急救方法

二、检查有无反应

伤病员若突然意识丧失，通常会出现全身肌肉松弛，就地摔倒。第一目击者发现后，应首先面向伤者，表明身份，检查伤病员的意识。检查意识的方法是轻拍重喊："喂，你怎么了？"即在伤病员的耳边大声呼喊并拍打其肩部（图 1-19）。对婴幼儿可拍其足底或掐捏上臂，若无睁眼、呻吟、肢体活动等反应，婴幼儿无哭泣则可判断其意识丧失。

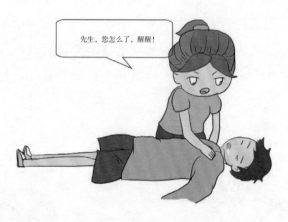

图 1-19　判断意识（成人）

三、立即呼救

确定伤病员意识丧失后，应立即求助他人，在原地大声呼喊："快来人啊！救命啊！"并拨打急救电话 120（图 1-20)。若有其他人在场时，要分工协作，请对方拨打急救电话并就近取得 AED（自动体外除颤仪），或轮换对

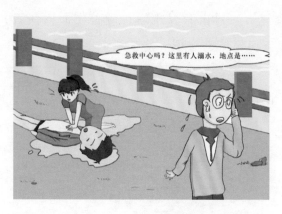

图 1-20　拨打急救电话

伤病员实施救护措施。

电话呼救时应注意以下几个方面：

（1）记住急救电话号码是"120"。

（2）接通电话后，要把伤病员发生的地点、人数、联系电话、目前的主要情况以及抢救的相关情况清楚地告诉给120急救中心。特别是有大批伤病员时，还应呼请相关部门援助。

（3）一定要听清120急救中心的答复内容，并且派人在附近路口等候，保持手机通畅，能随时接听120急救中心的电话。

（4）若伤病员独自一人在现场且神志清醒，可自己拨打急救电话"120"，同样需要把自己的地址、病情等详细情况告知急救中心，并同时呼请家属朋友紧急协助。

四、判断伤情

1. 对于无反应的伤病员，首先应检查脉搏呼吸是否停止

（1）成人呼吸脉搏检查方法

正常成人心跳频率为60~100次/分。成人检查脉搏的方法主要为触摸颈总动脉法。第一目击者将一只手放在伤病员的前额，让其头部继续保持后仰的同时，将另一只手的食指和中指并拢，置于伤病员的喉部，平喉结下滑2~3厘米，到胸锁乳突肌前缘的凹陷处（图1-21），时间应小于10秒，力度要适中。

检查呼吸应与检查脉搏同时进行，第一目击者要将伤病员的呼吸道清理并打开，扫视伤病员胸部，观察胸部起伏不超过 10 秒（图 1-22）。

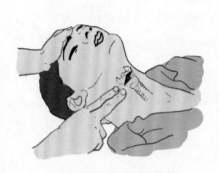 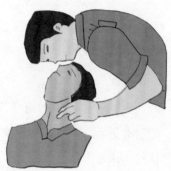

图 1-21　判断脉搏　　　　　　　图 1-22　判断呼吸

（2）小儿脉搏检查方法

为婴儿检查脉搏时，触摸肱动脉搏动，将中指和食指置于婴儿上臂中点内侧（图 1-23）。

为儿童检查脉搏时，触摸颈动脉（同成人）和股动脉搏动（图 1-24）。

若在危急中无法判断心跳是否停止，脉搏也摸不清时，不要因为反复检查而耽误抢救时间，在现场应首先立即进行心肺复苏术（图 1-25）（图 1-26）。

2. 判断总体情况

所谓总体情况，即第一目击者到达现场对伤病员的"第一印象"，再加上经过一些必要的观察与检查所做出的判

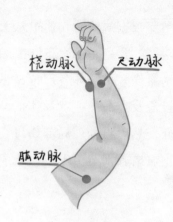

图 1-23 触摸肱动脉

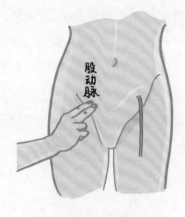

图 1-24 触摸股动脉

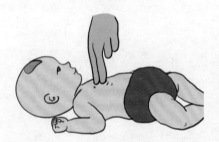

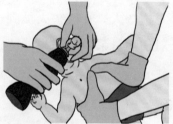

图 1-25 婴儿心肺复苏

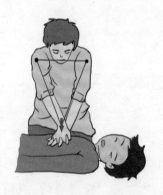

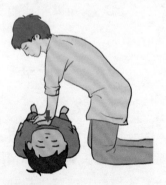

图 1-26 成人心肺复苏

17

断。除了检查生命体征以外，主要根据病情对伤病员从头部－颈部－胸部－腹部－背部－盆骨－四肢各部位按顺序进行检查。在检查时要充分暴露伤病员身体各部位，迅速检伤，以利于发现是否有直接危及生命的症状和体征，并优先处理危及生命的症状体征，然后再处理局部伤口，如有出血，就需立即采取紧急止血措施，避免大出血造成休克而死亡。

五、自救互救

自救互救的主体可能是伤病员本人，也可能是伤病员身边的人。在医护人员到达第一现场之前，第一目击者要对伤病员采取迅速果断的现场评估、判断伤病情、紧急呼救、自救互救四个环节，这也是第一现场抢救伤病员缺一不可的四个环节。

掌握现场评估方法，学会判断伤病情，知道如何紧急呼救、自救互救并能掌握一些简单有效的急救措施是现代人应具备的基本知识和技能。

第五节　知情同意

随着社会公众急救意识、法律意识的增强，患者及家属对医疗机构认真履行知情同意权的要求越来越高。知情同意基本原则是保障人权和人道主义，要求急救人员在急救过程中应以实事求是的科学态度及时告知其病情、急救措施及在急救现场、转运途中可能出现的变化，但应尽量避免对患者产生不利后果。

伤病员作为社会个体，有权自己决定是否接受紧急救助。不要救治一个拒绝施救的人，如果患者中途拒绝救护应立即停止，打电话给 120 求助。如果是无意识或无法做出反应的成年人无法表达许可，包括一些精神障碍、严重创伤或危重症患者，以默示同意处理。如果是意识清楚的儿童或婴儿，须取得父母或监护人的许可；如果父母或监护人不在场则默认为同意；如果他们在场但不同意救治应停止救护，拨打 120 急救电话。

为避免纠纷，在情况允许的情况下，第一目击者可与伤者进行沟通并取得伤者知情同意，留下视频等证据。

院前公众紧急救助免责的法理基础是见义勇为、明心见性、危难时刻施以援手的善意，植根于中华民族源远流长的文化土壤，被社会道德规范所提倡鼓励，更是人性真善美的彰显。

明确救助者善意，尊重被救者意愿。根据无因管理等法律原理，紧急救助的免责应当以善意为前提，紧急救助者的善意动机在条文中虽未有明确表述，但应视为不成文构成要件，只有善意的救助行为才值得法律保护。经过急救技能培训合格、具备急救资质的公民在遇到急危病重的伤病员时应先拨打 120 急救电话，在救护车赶到之前，按照急救操作规范进行合理的紧急救助。若伤病员意识清醒，且能自主表达意愿，对自身人格权、生命权、健康权有完全的认知能力和处分权利，紧急救助者应充分尊重其个人意愿开展救助行为，违背被救者自身意愿的救助行为不被法律保护。而当伤病员因昏迷、中毒等导致无法清晰表达主观意愿时，或在伤病员未成年且无法获得其监护人同意的紧急情况下，法律可拟定认为该情形下被救者持有默许的同意。

在道德教化和法律规范的双重作用下，施救者和被救者双方的合法利益都将得到更好的保障，救助人能够没有后顾之忧地积极投入到院前公众紧急救助中。

第六节　施救者及伤病员的心理特点及心理支持

一、施救者的心理特点

1. 担心自己能力不够，救不好。
2. 怕背黑锅。
3. 怕被传染，不敢接触。

二、施救者的心理支持

《民法总则》第一百八十四条规定："因自愿实施紧急救助行为造成受助人损害的，救助人不承担民事责任。"

该条款在《民法通则》无因管理的基础上强调自愿紧急救助行为的免责，被专家学者称为"好人法""见义勇为免责条款"，是国家首次以民事立法的方式确定见义勇为救助行为人的责任豁免规则，对院前善意救助的责任豁免问题有指导与示范的作用。

三、伤病员的心理特点

由于发病突然，病情发展迅速，病势凶猛，伤病员往往缺乏足够的心理准备，因而会产生焦虑、恐惧、情绪休克等表现。

四、伤病员的心理支持

瞬间袭来的天灾、人祸或恶性事故等超常的刺激会摧毁一个人的自我应对机制，使人出现心理异常，也会因为过分恐惧而失去心理平衡。过去，现场救护人员的任务就是以最佳的技术和最快的速度抢救患者，而忽略了对伤病员的心理支持。近年来，人们越来越认识到，伤病员不仅需要最佳的救护技术和最快的救护速度，还需要及时的心理支持。由于伤病员面临着生命威胁，并遭受心理伤残，正处于高度心理应激状态，再加上抢救时的种种不良刺激，会加重病情。因此，给予伤病员及时有效的心理支持，可帮助他们接受并适应突然改变的角色，以达到有利于治疗的最佳心理状态。

1. 亲近感

在遇到突发意外时，伤病员大都求救心切，一旦有人来救，顿有绝处逢生之感。此时，第一目击者要做到既紧张又热情，主动询问，体现关怀，使伤病员感到在危难之时遇到了亲人。为稳定伤病员的情绪，第一目击者可以说："我懂急救知识，我是来帮助你的。我会一直陪着你的，直到救护车来。"这样可以减轻伤病员的心理负担。

2. 信任感

第一目击者娴熟的操作技术和严谨的作风，不仅能为伤病员转危为安赢得时间，还可以给伤病员以鼓舞、依靠、信赖的力量。第一目击者可帮助伤病员寻找舒适的体位，当伤病员衣服撕破、身体裸露时，可为他盖上衣物或布类遮挡，同时，被围观时，可组织疏散不必要的人群。

3. 安全感

第一目击者娴熟的操作技术和严谨的作风是伤病员获得安全感的基础。第一目击者在采取救护措施的同时，还应根据第一现场的情况对伤病员做好心理疏导，原则上给予肯定性的保证、支持和鼓励，避免消极暗示，使伤病员能够身心放松，有安全感。

4. 耐心倾听，言语温暖

讲话能使伤病员一吐为快，特别是在经历生死浩劫的惊吓时。如果伤病员讲话，要耐心倾听，让其释放情感，缓和紧张情绪；如果第一目击者要讲话，应该以亲切、柔和的语调讲话，还可以主动交流并联系伤病员的亲朋好友，不要显露出对伤病员伤情的胆怯和畏难情绪。

第二章　第一现场的风险与评估

第一节　施救者安全

现场救护必须坚持"以人为本"和"安全优先"的原则。施救者只有先保障自己的安全，才能去完成救援他人的任务，否则不但救不了人，反而把自己的生命和健康陷于危险之中，因此现场救护时施救者要对现场、被救者和自身进行评估，才能保障施救者自身的安全（图2-1）。

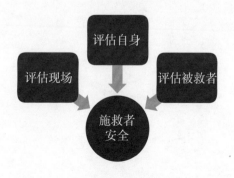

图 2-1　施救者安全评估

一、评估现场

在意外伤害、突发事件的第一现场，作为"第一目击者"，施救者首先要评估现场情况，通过实地感受、眼睛观察、耳朵听声、鼻子闻味来对异常情况做出初步的快速判断，注意现场对救护者是否会造成伤害，另外引起伤害的原因是否仍然存在。

施救者不能贸然进入现场，需评估现场危险因素，做好防护，排除险情，科学施救。评估现场情况要冷静快速准确，事故现场存在着潜在危险时，要确保接近事故现场施救人员的安全，不要把自己置于危险的境地，对存在的危险因素要有完善的应对办法和防护措施。例如：不要用裸露的手接触伤口或包扎敷料时务必做好个人防护，如果伤病员有乙肝或艾滋病等传染病时这些病毒会通过体液接触传播。为了避免被感染的风险，要戴口罩、戴塑胶手套等，如果现场没有，可以找干净、密封完好的塑料袋代替（图2-2）。交通事故现场，需确认危险因素是否排除，如检查车辆是否熄火、手刹是否拉好、停放是否稳固、车轮下有无砖块等障碍物、是否开双闪设警示牌、有无漏油漏电等情况、倾覆车辆要保持安全距离避免再次倾覆、注意泄漏物如油料（禁明火）等。地震后现场施救要评估房屋的稳定情况，对于不稳定的房屋应由建筑专业人员检查，确认无倒塌危险后进入，现场要设置临时安全员，发现不安全因素快速发出信号迅速撤离（图2-3）。高速公路事故不建议非专业人员盲目施救。

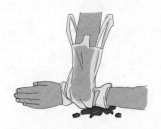

图 2-2　自我保护

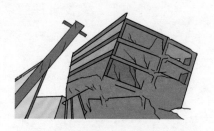

图 2-3　危险建筑

　　在进入现场前必须迅速分析和判断，对存在的危险因素必须具备完善的应对策略和防护措施，或将其排除，或有良好的防护条件，不具备上述条件时不要贸然进入现场。

二、评估自身

　　在确认了急救现场的安全后，施救者需对自己的能力进行评估，即施救者必须知道自己正在做什么、能够做什么、不能做什么。

1.急救能力的评估

　　施救者的现场急救能力主要包括对被救者的认识和自身救护能力，包括对救助对象所受到伤害的性质和程度的了解，以及对急救知识和技能的掌握程度。如当发现溺水者，下水救援危险程度比较高，特别是溺水者为了求生会本能地去抓抱并且不放手时，水中救援首先要考虑的是救援者自身的安全，其次考虑溺水者的安全，因此，施救者不可贸然下水施救。

2. 排除危险因素能力的评估

不同的危险因素有不同的排除方法，如一氧化碳中毒环境的通风（图 2-4）、危险建筑物的支撑和加固、易燃易爆物质的移除、危险人员或动物的控制等。现场急救前如能将危险因素排除则对保障施救者安全非常重要，如无能力排除危险因素，施救者则需要很强的自我保护能力才能进入现场抢救伤病员，否则应该原地待援，切勿轻易进入事发现场，以免受到伤害（图 2-5）。

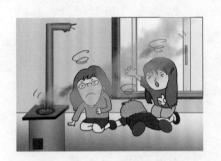 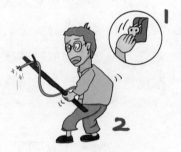

图 2-4 一氧化碳中毒危险因素排除　　图 2-5 触电危险因素排除

三、评估被救者

人为伤害因素如打架斗殴（图 2-6）、抢劫绑架、狂躁型精神分裂症患者伤人、自杀他杀现场（保护现场、迅速报警），如现场没有足够的警力或人力控制肇事人员则不要贸然进入现场，应灵活待援。动物伤害（图 2-7）时，如遇到行为怪异、暴躁、喜欢攻击的犬类，则不要招惹，防止被咬。

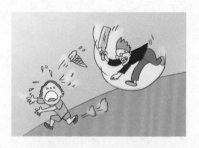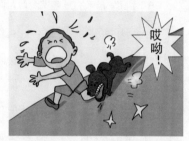

图2-6　打架斗殴现场　　　　图2-7　动物伤害现场

　　各种潜在的伤害事件随时都有可能发生在我们的身边，具备和掌握应对不同灾害事故的安全知识和自救互救技能，是确保自身安全的基本条件，也是救助他人的重要条件。一旦遇到危机情况要能够沉着冷静应对处置，最大限度地保护自己并帮助他人减少损失。

第二节　伤病员安全

　　在实施救援的过程中，要牢牢把握"及时进行救援处理"和"减轻事故所造成的损失"这两个关键点，把遇险人员、受威胁人员和施救者的安全放在首位。

　　对严重受伤或患病的伤病员，最危险的威胁之一往往是不必要的搬动或活动（图2-8），除非有紧急危险，如火灾、洪水或有毒气体。随意移动伤病员或不正确的搬运方法（图 2-9）等可能对伤病员造成额外的伤害、疼痛，使其康复复杂化，甚至引起直接死亡。现场救治的失败或二次创伤常见于未及时实施 CPR（Cardiopulmonary Resuscitation 心肺复苏术）、开放气道、体外自动除颤仪（Automated External Defibrillator AED）除颤，骨伤患者未及时止血包扎固定，造成转运时加重病情，危及伤病员生命。所以，第一现场救护应分清伤情、病情的轻重缓急，迅速判断致命伤，评估并优先处理对伤病员有生命威胁的情况，迅速有效地实行现场救护。

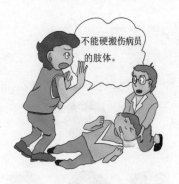

图 2-8　避免不必要的搬动

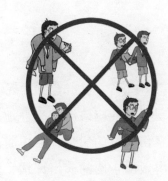

图 2-9　错误的搬运方法

在救援地震被埋压者（图 2-10）时，要尽力保障幸存者安全。一旦发现被埋压者，首先要暴露其头部，清除口、鼻内的尘土，保证幸存者呼吸顺畅，并尽快使封闭空间与外界沟通，以便新鲜空气注入。灰尘过大时，可喷水降尘，以免被救者和救人者窒息。必要时蒙上眼睛，使其避免强光的刺激，在抬救过程中不可强拉硬拖，避免使被救者身体再次受到损伤。及时为被埋压者提供饮用水、食品或药品等，以增强其生命力，确保幸存者安全。

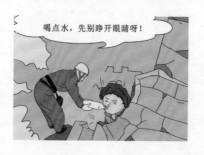喝点水，先别睁开眼睛呀！

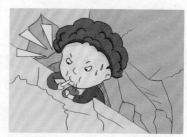

图2-10　救援地震被埋压者

第三节　病情评估

"第一目击者"发现伤病员，尤其是处在情况复杂的现场时，应该沉着冷静地观察伤病员的病情，在短时间内做出正确的病情评估（图2-11）。本着先救命后治伤的急救原则，对伤病员的生命体征（包括呼吸、脉搏、意识等）进行观察判断，然后检查局部有无创伤、出血、骨折畸形等变化。

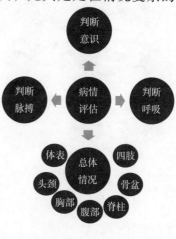

图2-11　病情评估

一、判断意识

人在突然丧失意识时，通常会出现全身肌肉松弛，就地摔倒。当发现有人突然倒地之后，要做的第一件事就是要确认其是否丧失意识，检查意识时轻拍患者双肩，并在其双耳边分别大声呼喊"喂、喂、你怎么了？"（图2-12）。对婴儿则可拍其足底。看患者是否有反应，包括语言和任何自主的肢体运动，如无睁眼、呻吟、肢体活动反应即可认为是无意识。不要猛烈摇晃患者，特别是对怀疑有脑外伤、脑出血、脊柱损伤的患者。若患者意识清楚，则应尽量记录下其姓名、住址，并积极联系家属。

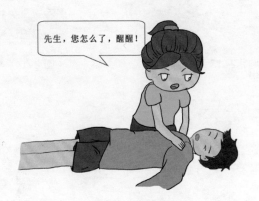

先生，您怎么了，醒醒！

图2-12　判断意识

二、检查呼吸和脉搏

接着判断伤病员是否有正常呼吸和脉搏。为成人检查脉搏时，触摸颈动脉搏动，将2或3根手指滑到气管与颈侧肌肉之间的沟内（靠近施救者一侧）（图 2-13），至少感觉 5 秒钟，但是不要超过 10 秒钟。为了争取急救时间，可在检查脉搏的同时评估呼吸，检查呼吸时，扫视患者胸部，观察胸部起伏（图 2-14）；为婴儿检查脉搏时，触摸肱动脉搏动（图 2-15）；为儿童检查脉搏时，触摸颈动脉或股动脉搏动（图 2-16）。

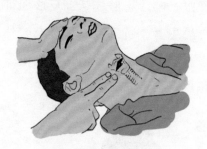

图 2-13　检查脉搏

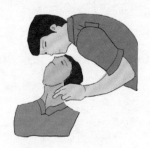

图 2-14　检查呼吸

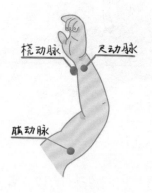

图 2-15　婴儿检查肱动脉

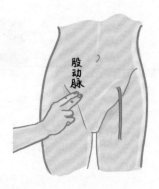

图 2-16　儿童检查股动脉

三、判断总体情况

所谓总体情况，即指我们看到伤病员的"第一印象"，同时经过一些必要的观察和检查所做出来的判断，除检查生命体征外，主要根据伤病情检查患者体表、头颈部、胸部、腹部、骨盆、脊柱及四肢等。在检查时充分暴露受伤部位，迅速检伤，以利于发现危及伤病员生命的症状和体征。

1. **体表**：正常人神志清楚，皮肤黏膜红润，有光泽。处于休克或生命垂危者常表现为面色苍白，大汗淋漓、嘴唇、指甲发绀等，发现有出血时，应立即止血。

2. **头颈部**：检查头皮、颅骨和面部是否有损伤或骨折，耳鼻有无出血或液体流出，观察眼球是否正常、有无结膜出血，角膜异物等。观察口腔内有无异物、出血或牙齿脱落，检查颈部是否有损伤、出血等。

3. **胸部**：检查胸部有无骨折或开放伤口。观察呼吸状态，询问是否有呼吸困难、胸痛及疼痛程度。

4. **腹部**：检查腹部有无隆起、有无伤口出血、腹内容物膨出、有无腹胀腹痛等表现。

5. **脊柱及骨盆**：对于急性外伤患者，不可随意搬动，应先检查脊柱及两侧软组织有无畸形、压痛、肿胀等体征。两手分别放在伤者髋骨两侧，轻轻增加压力，检查骨盆有无疼痛和骨折。

6. **四肢**：检查有无畸形、肿胀、疼痛，观察关节活动是否正常，及时发现骨折及出血。

识别危重症伤病员应注意意识、呼吸、脉搏、总体情况这四个方面，并迅速判断其危险性，采取积极的急救措施，优先处理危及生命的情况。

第四节　环境风险

一、现场环境安全级别确认

环境风险（图2-17）是指存在于事发现场的、有可能危及伤病员和施救者安全的各种因素。确认现场环境风险及风险的大小是施救者进入现场前确保安全的第一步，因此需要从总体上对不同原因造成的伤病员所处现场环境设定相应的安全级别，然后根据不同级别采取不同的防护措施。

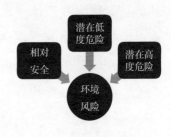

图2-17　环境风险

1. 相对安全

对日常生活中罹患普通疾病的伤病员实施现场救护属于常规救助（图2-18）。由于疾病是在常态下发生，发病现场大多在伤病员家中或其他一般生活或工作场所，此类现场相对安全，多数情况下不会危及施救者的安全。

34

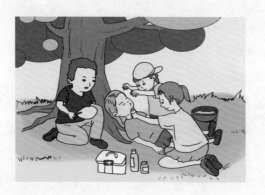

图 2-18　相对安全

2. 潜在低度危险

若普通疾病发生在非生活区，如野外（图 2-19），特殊的工作场所如矿井、坑道、某些特殊性质的工厂等，这些地方往往存在着一定的风险，有可能伤及施救者，属于潜在低度危险，故进入现场时应小心谨慎，此时应根据现场情况制订安全避险方案。

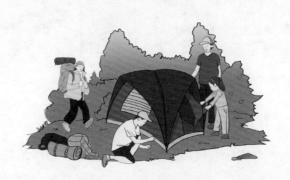

图 2-19　潜在低度危险

3.潜在高度危险

对各种突发意外事件伤病员的现场救护，如大型自然灾害（地震、台风、洪灾等）、事故（触电、溺水、车祸、危险化学品泄漏等）、重大公共卫生事件（如重大传染病疫情暴发、食品安全事故等）、重大公共安全事件和刑事案件（如凶杀、斗殴、群殴、放火等）等原因造成的伤病员的现场救护是非常态下发生的，因此，这类事件的现场环境可能存在一定的危险因素甚至是高度危险（图2-20）。事件的规模越大，其现场的危险程度越高。故施救者必须提高警惕，不能贸然进入事故现场，必须对现场环境的危险因素进行评估，确认安全后方可进入。

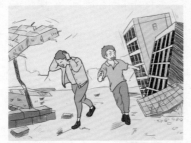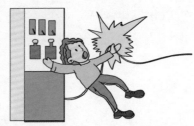

图 2-20　潜在高度危险

二、环境风险评估及基本防护措施

确定现场环境风险后，施救者应采取相应的防护措施再进入事发现场，我们将日常生活中常见的现场环境风险防护措施归纳成以下9个方面：

1. 传染病传染风险防护

传染病传染风险是指施救者可能被现场环境中的传染源感染而发生传染病。因此，现场救护时对传染病的预防是施救者在现场救护中不可忽视的一环。能够给施救者造成直接威胁的传染途径是呼吸道传染和接触传染，因此预防的重点也应从这两点做起。如戴口罩（图2-21）、眼镜、防护面具、手套（图2-22）等。对已经明确诊断的烈性呼吸道传染病患者，如无防护设备则禁止接近患者。

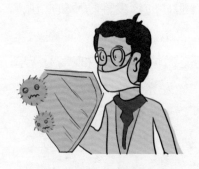

图 2-21　戴口罩

图 2-22　戴手套

2. 车祸二次伤害风险防护

车祸二次伤害风险是指存在于车祸现场的、有可能伤及施救者的某些潜在的可能性，如车辆滑坡或二次倾覆导致的碾轧，着火、爆炸等因素导致的烧伤和损伤，其他车辆路过时造成的撞伤及碾轧伤，锐利金属及玻璃导致的刺伤等，如不加以防范，很有可能对施救者造成伤害。

（1）首先，检查受损车辆的发动机是否还在运转，如果仍在运转则应将其熄火，否则如遇漏油和明火容易发生爆炸；

（2）检查车辆停放是否稳固，手动刹车装置是否拉下等，如无制动则需拉下手刹或在车轮前后放置障碍物，这样做的目的是防止溜车导致的二次碾轧；

（3）对已经倾覆的车辆，要仔细观察其稳定程度，否则不能随意接近和进入，以免车辆再次倾覆造成伤害；

（4）检查车辆有无漏油，注意空气中有无明显的挥发性物质气味，如有漏油或有明显的挥发性物质气味则严令禁止现场明火，最好有专人实施监督；

（5）配合民警检查现场交通情况及事故现场有无合乎标准的路障和警示标志等，做好充分的防范，最好有专人在道路上值守，以防其他车辆导致的伤害；

（6）对装载特殊物质(如化学物质、腐蚀性物质、放射性物质、有害的生物性物质等)的损毁车辆，施救者要立即向相关部门通报，以便尽快派出相关专家到达现场指挥排除险情。

3.触电二次伤害风险防护

触电二次伤害指施救者在抢救触电患者时，可能遭到触电从而受到伤害的情况。其中最重要的就是施救者首先必须清楚地了解现场电源情况，这是进入触电现场的必要前提，需要了解的内容有以下 4 个方面。

（1）电源：电源是否彻底切断，电闸是否拉下，现场是否还有电源等。

（2）电压：导致患者触电的是高压电还是普通220伏电压，如为高压电线断落则必须首先切断电源，否则禁止进入现场。对于10万伏以上的高压电源来说，由于空气可以被电离，在半径10米之内即使没有接触电线也可以造成触电甚至导致死亡。如果不拉下电闸，在这个范围内没有任何绝缘措施能够保障施救者。

（3）容易导致触电的因素：如空气是否潮湿，地面是否有水，天气是否下雨，伤病员周围有无电流的良导体等。

（4）防护和绝缘措施：现场救护触电者最安全的措施是首先切断电源，对于无法切断电源的高压电则禁止进入现场。对于无法切断电源的普通电压造成的触电者，施救者应配备绝缘设施，如胶鞋、塑胶手套、干燥的木板、木棍等。

4. 着火和爆炸风险防护

着火和爆炸因素是指在事发现场存在的、可能突然着火或爆炸的潜在可能性。在着火现场或有着火因素的现场（如天然气泄漏等）抢救时，施救者需要了解：

（1）火源是否控制，有无复燃的可能；

（2）周围有无易燃易爆物，有无挥发性化学物质；

（3）如在室内要问清煤气是否关闭，并注意室内是否有异常气味；

（4）在可能易燃易爆的环境（如燃油燃气泄漏的环境、有异常气味且空气不流通的环境等）要特别注意有无明火或电火花产生的源头，如有人正在吸烟、电冰箱等电器的启动、干燥气候中人的衣物摩擦产生的静电等，如有上述因素则要立即采取相应的防护措施（熄灭烟头、切断电源、释放静电等），并指定专人专门在现场实施监督和检查。

5. 自然灾害风险防护

在野外救护伤病员时，自然环境中存在的某些潜在危险也需要防范，施救者需要了解：

（1）如果刚下过大雨，又需要在山谷里抢救伤病员时，要注意上游有无洪水及泥石流流下，应派专人观察，发现异常及时报告；

（2）大的地震可引起海啸，海滩抢救伤病员时应考虑这一点；

（3）在旷野抢救，同时有雷雨天气时要注意闪电、雷击，此时要避开高压线、大树等易吸引闪电的物体，同时不要使用手机；

（4）在高温地带抢救伤病员时要注意环境温度，同时要有散热及防暑措施，如备有防暑饮料，尽可能把伤病员移至荫凉地方；

（5）在严寒地带要有充足的防寒设备。

6. 建筑物倒塌风险防护

建筑物倒塌风险是指施救者在不稳固的建筑中抢救时可能遇到倒塌而导致的危险。在地震之后以及在危房等有倒塌危险的地方救护伤病员时，要明确建筑物是否稳固，对于有明显不稳固迹象的房屋，要先由建筑相关专业人士检查，确认安全后方能进入。

7. 有毒气体、化学物质和放射性风险防护

在环境中有异常气味（毒气泄漏），或抢救气体中毒或化学及放射性物质伤害导致的伤病员时，施救者必须了解相关毒气、化学物质或放射性物质的性质和危害性，尤其是在火灾环境或抢救在地窖、井下、化粪池或低洼地带因不明原因昏迷的伤病员时，要考虑是否为毒气（如硫化氢等）中毒，此时施救者如果既不了解情况，又无防护设备，要严格禁止进入现场，应立即向有关部门通报情况，请相关专业部门协助。抢救急性一氧化碳中毒伤病员时，要注意环境中的通风情况，此时应迅速将伤病员移至空气流通处再实施救护。

8. 人员伤害风险防护

人员伤害风险指某些特定的环境中有人可能做出伤害他人的举动，如斗殴及群殴现场、抢劫、绑架、凶杀现场等，此外现场有失控的酒精中毒者或狂躁型精神分裂症患者等人时也可能导致伤害。在进入有人员伤害因素的现场时，应注意：

（1）首先了解相关肇事者是否得到完全控制，否则不能进入现场；

（2）现场是否有足够的人力或警力，使冲突事件无法继续。不要单独进入事故现场，以便发现威胁时随时能

够寻求增援。

9.动物伤害风险防护

动物伤害风险是指环境中有可能存在伤人的动物，如野兽、野蜂、毒蛇、犬类等，如果救护现场存在动物或在野外救护伤病员时要注意：

（1）观察现场有无野蜂及蜂窝，如有则迅速避开，千万不要招惹野蜂，同时备好遮盖物品；

（2）在热带地区特别是树林、草丛等处，要注意观察有无毒蛇，必要时可采用声音和投掷石块的方法打草惊蛇，使其逃跑，在毒蛇频繁出现的地区救护时要有专人观察，以便及时发现情况；

（3）对走路不稳、行为怪异的犬类要小心，特别要警惕患狂犬病的犬类，以免被其咬伤。

意外伤害、突发事件，一般都发生在不安全的现场，而专业人员到场需要十多分钟甚至更长时间。因此，作为"第一目击者"首先要评估现场情况，注意安全，不失时机地、尽可能地进行现场救护。

第五节　伤病员的现场分拣

当一场重大灾害事故发生时，同时会造成现场十几、几十甚至上百成千人死亡，而此时，医疗救援力量往往十分有限，作为"第一目击者"，面对众多伤病员，应该先救什么人呢？

作为"第一目击者"，应该按照这样的顺序做：确认现场环境安全⇨立即拨打报警电话呼叫支援⇨做好个人防护⇨开展现场检伤分类。

一、现场分拣的目的

当伤病员的数量超过了救治能力或医疗资源时，救治的前提是伤病员分拣，以明确现场救护和转运的先后顺序。尽快把重伤员从一批伤亡人群中筛查出来，争取宝贵的时机在第一时间拯救，从而避免重伤员因得不到及时救治而死于现场。

二、分拣工具

采用国际标准的四色伤情分类卡（图2-23），确定

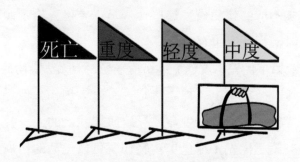

图2-23　四色伤情分类卡

伤病员的救护顺序，在伤病员分拣（图2-24）后需确立处理优先次序。

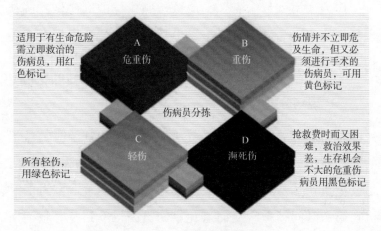

适用于有生命危险需立即救治的伤病员，用红色标记

A
危重伤

B
重伤

伤情并不立即危及生命，但又必须进行手术的伤病员，可用黄色标记

伤病员分拣

所有轻伤，用绿色标记

C
轻伤

D
濒死伤

抢救费时而又困难，救治效果差，生存机会不大的危重伤病员用黑色标记

图2-24 伤病员分拣

1.第一优先（红色）：伤情危重，但可以救治的伤病员

需要马上救治的伤病员，请注意这些伤病员不是以具体的受伤部位和伤情来决定的，而是那些呼吸循环不稳定或神志不清的伤病员。这些伤病员需要优先给予照顾。如果及时治疗就有生存机会。

2.第二优先（黄色）：伤情平稳，但无法走动的伤病员

呼吸循环稳定、神志清楚，有重大创伤，但仍然可以短暂等候而不会危及生命或导致肌体残疾的人。

3.第三优先（绿色）：轻伤，可以走动的伤病员

可以自主行动的、没有严重创伤的人，这些人甚至可以作为帮助救援人员进行急救的人力资源。

4.零优先（黑色）：因伤势过重，在现场已经死亡或即将死亡的伤病员心脏没有跳动且没有呼吸、确认死亡的，这些伤病员在资源匮乏的时候需要放弃，否则占用医疗资源会造成红色伤病员大批死亡，只有医疗资源十分充足时，才对此类伤病员进行心肺复苏。

三、简明检伤分类

简明检伤分类法：START 法（即简单检伤分类和快速治疗法）Simple+Triage+And+Rapid+Treatment

　　　　简单　检伤分类　和　快速　　治疗

1.行动检查：将可自行移动或轻伤的伤病员集中在指定地点，并系上绿色标记（第三优先）（图 2-25）。

START 第一步

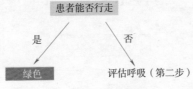

图 2-25　行动检查

2.呼吸检查：无呼吸而死亡者系上黑色标记（死亡），呼吸道阻塞或呼吸少于每分钟 30 次者系上红色标记（第一优先），呼吸每分钟大于 30 次者，进入第三步评估（图 2-26）。

3.评估循环：无脉搏呼吸或桡动脉微弱，末梢血流回

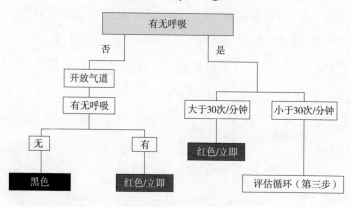

START第二步

图 2-26 呼吸检查

充时间大于 2 秒者系上红色标记（第一优先），小于 2 秒者，有脉搏者进入第四步评估（图 2-27）。

START第三步

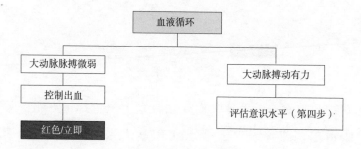

图 2-27 评估循环

4. 检查意识：不能听从指令者系上红色标记（第一优

先），反之系上黄色标记（第二优先）（图 2-28）。

START第四步

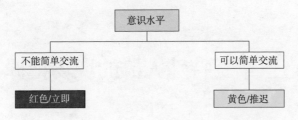

图 2-28　检查意识

第三章　特殊人群的现场把握

第一节　儿　童

一、儿童意外伤害特点

2017 年《中国青少年儿童伤害现状回顾报告》指出，孩子的健康成长是每一个父母的共同心愿，然而儿童意外伤害造成的死亡是我国 0~14 岁儿童死亡的首要原因。儿童常见的意外伤害有气管异物吸入、交通事故、跌落伤、烧烫伤、食物中毒、电击伤、鼻出血、溺水等。学龄前儿童运动能力逐渐发展，具有强烈的好奇心，但识别危险和自我保护的能力弱，在儿童意外伤害的突发现场，如果得不到正确的现场急救，脑细胞就会发生不可逆性的死亡，生还希望极为渺茫。

急救的黄金时间只有 4~6 分钟，当孩子没有反应，呼吸、脉搏停止时就要立即实施心肺复苏术，同时呼救、拨打 120 急救电话。

二、婴儿 / 儿童心肺复苏术现场把握

1. 婴儿：出生 28 天至 1 岁。对于婴儿，单名施救者应使用双指按压术（图 3-1），胸外按压：人工呼吸为 30：2；多名施救者，更适合使用双拇指环绕手法（图 3-2），胸外按压：人工呼吸为 15：2。

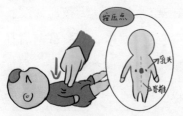

图 3-1 双指按压　　　　　**图 3-2 双拇指环绕按压**

（1）胸外按压 30 次：按压点位于胸骨下半部，略低于两乳头连线，按压频率 100~120 次 / 分钟，深度约 4 厘米，即胸部前后径三分之一。掌根紧贴胸壁，按压与放送时间大致相同，保证胸廓充分回弹，按压间断不超过 10 秒。

（2）人工呼吸 2 次：清除口鼻分泌物，以仰头提颏法（图 3-3）开放气道给予 2 次人工呼吸，每次持续 1 秒，每次吹气使胸廓隆起。若怀疑头颈部有损伤，则使用推举下颌法（图 3-4）。

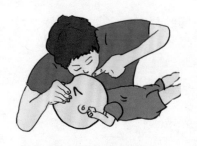

图 3-3 仰头提颏法

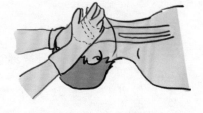

图 3-4 推举下颌法

2. 儿童：1 岁至青春期（男性胸部或腋下出现毛发，女性乳房发育）。对于大多数儿童，按压技术与成人相同；对于非常小的儿童，单手按压（图 3-5）即可达到按压深度。按压频率 100~120 次 / 分钟，深度约 5 厘米，即胸部前后径三分之一。掌根紧贴胸壁，按压与放送时间大致相同，保证胸廓充分回弹，按压间断不超过 10 秒。单人施救或多人施救胸外按压：人工呼吸（图 3-6）为 30：2。

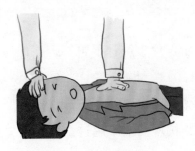

图 3-5 单手按压

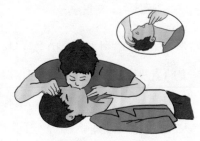

图 3-6 人工呼吸

婴儿 / 儿童心肺复苏需进行 5 个循环（完成 30 次胸外按压与两次人工呼吸为 1 个循环）再判断患儿是否恢复正常呼吸心跳，否则需一直坚持至有人接管或专业人员到达。

三、气管异物梗阻现场把握

1.现场表现：异物吸入包括各种小物件，如玩具零件、花生、瓜子等，最常见的是婴幼儿奶汁吸入，吸入时患儿不能说话、会有咳嗽、呼吸困难、脸色发紫，重症者可能会立即窒息身亡。

1岁以上儿童与成人气道异物梗阻现场急救的方法相同，1岁以下婴儿的气道异物吸入现场急救采用不同方法。

2.儿童气道异物梗阻现场急救：腹部快速冲击法（图3-7）

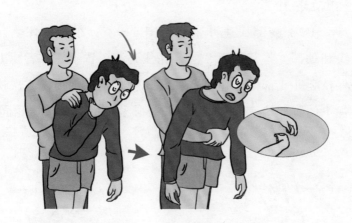

图3-7 腹部快速冲击法

（1）站在或跪在患儿身后，并将双手环绕在患儿腰部；

（2）一手握拳；

（3）将握拳的拇指紧紧抵住患儿腹部，位于脐上和胸骨下的腹中线上；

（4）另一只手握住握拳的手，向上快速冲击患儿腹部；

（5）反复快速冲击，直到异物排除；若患儿失去反应，则进行步骤6；

（6）立即呼救，并将患儿置于平地上，开始心肺复苏，行胸外按压（不需要检查脉搏）。

3. 婴儿气道异物梗阻现场急救：拍背与胸部快速冲击法

（1）拍背法（图3-8）：让小儿趴在救护者胳膊上，头朝下，托其胸，用掌根在婴儿肩胛部拍打5次（低头、托胸、拍背）。

（2）胸部快速冲击法（图3-9）：小心托住婴儿的头和颈部，将其翻转，前臂托住婴儿，置于施救者腿上，保持婴儿头部低于躯干，在婴儿胸骨下半部提供5次快速往下的胸部快速冲击（与婴儿心肺复苏的胸外按压相同）。

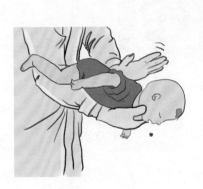 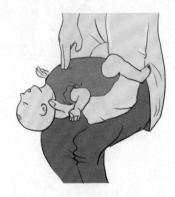

图 3-8　拍背法　　　　图 3-9　胸部快速冲击法

重复最多 5 次拍背和最多 5 次胸部快速冲击，直到气道异物排出。若婴儿失去反应，则进行下一步。

（3）立即呼叫帮助，并进行婴儿心肺复苏术。

四、儿童鼻出血现场把握

鼻腔出血可由鼻部疾病引起，也可由全身疾病所致。鼻出血多为单侧，出血量多少不一，轻者仅涕中带血，重者可引起失血性休克，反复鼻出血可致贫血。

1. 现场急救

（1）让患儿坐下，头向前倾，要求他用口呼吸，捏住鼻翼约 10 分钟（图 3-10）。

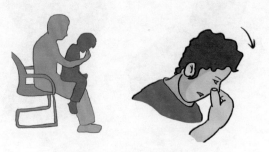

图 3-10　鼻出血现场急救

（2）让孩子吐出口中的液体，如果出血仍未止住，再次捏住鼻翼 10 分钟，然后松开，若出血仍未止住，再捏 10 分钟。

（3）如果出血止住，用温湿棉球擦洗口鼻周围血迹，并用温水漱口。

（4）如鼻腔出血超过30分钟，立即将患儿送院治疗。

2. 注意事项

（1）鼻出血时不要让患儿仰卧或将头后仰（图3-11），避免血从咽后壁流入食道或胃，注意保持呼吸道通畅，防止血液误吸。

（2）冬季室内可使用加湿器，也可在鼻腔内涂油预防鼻黏膜干燥引起出血。

（3）经常出血的患儿，要寻找病因治疗相关疾病。

（4）切勿用卫生纸或棉球自行塞鼻止血。

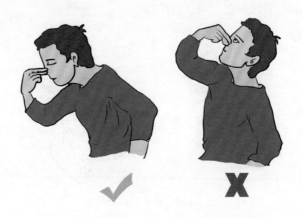

图 3-11　不要将头后仰

第二节　孕妇

孕妇到了孕晚期，尤其是37周之后，宝宝随时都可能降生。如果准妈妈未在医院，而是在家中或者其他场所遇到了紧急分娩，正确的急救措施是保证准妈妈和胎儿安全健康的保障。

一、紧急分娩现场表现

1.孕妇感到腹部阵痛。痛感由后腰部开始蔓延至下腹部，初期为每30分钟痛一次，随后间歇时间越来越短，疼痛越来越频繁，痛感也逐渐加剧。

2.阴道流出清亮的羊水，这是由胎膜破裂所致。

3.阴道可能有流血。

二、紧急分娩现场把握

1.立即呼救，拨打120急救电话（图3-12）。

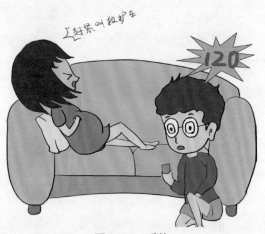

图3-12　呼救

2. 保持镇静，并安抚产妇情绪（图3-13），让产妇平卧在干净的卧具上，双膝弯曲、两腿分开。若无条件为产妇创造隐秘的生产环境，可用报纸、毛巾、衣物等保持分娩地面干净。

3. 鼓励产妇采取胸式浅呼吸（图3-14），以减轻阵痛。

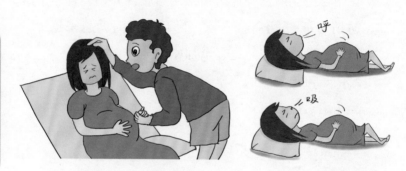

图3-13　安抚情绪　　　　　　图3-14　胸式浅呼吸

4. 如果时间及条件允许，用清洁剂或者肥皂水清洗会阴部，接生者的双手也应该消毒清洗。

5. 在准妈妈臀部下面垫上干净的毛巾和折叠的衣服或枕头，以便臀部抬高（图3-15），便于胎儿肩膀娩出。

6. 当胎儿头部出来后，告知准妈妈哈气，必要时反向压迫（图3-16），以免胎头过快生出。

7. 胎头娩出后，从胎儿脖子及下巴轻轻向上挤压，从鼻子部位轻轻向下挤压，以挤出胎儿口腔内黏液和羊水。

8. 当胎儿的头、肩部已经开始慢慢地露出来时，用双手轻轻托住胎儿的头肩部位，让准妈妈慢慢地把宝宝分娩

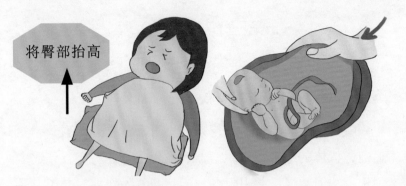

将臀部抬高

图 3-15　臀部抬高　　　　　图 3-16　　反向压迫

出来。胎儿落地一定啼哭，如不啼哭，多因嘴里有羊水，应当吸出。

9.用干净的衣物把婴儿包住。

10.如果婴儿没有呼吸，应做口对口鼻的人工呼吸。

三、注意事项

1.不要尝试用牵拉脐带方法娩出胎盘。如果在医生到来前胎盘已经娩出，用毛巾把它包住，并放到高于婴儿位置水平，不要把脐带剪掉，待脐带不搏动时，在距离婴儿腹部数厘米处用消毒线结扎，等医生来切断脐带。

2.在医生到来前，要注意为准妈妈和婴儿保暖。

3.处理时尽量无菌操作，为防止新生儿得破伤风，需请医生注射破伤风抗毒素。

4.分娩结束后，一定要将产妇及婴儿送往医院检查。

第三节　老年人

一、老年人意外伤害特点

随着年龄的增长，老年人听力下降、视力减退、感觉迟钝，机体的细胞、组织、器官发生退行性病变，导致多种生理功能减退，并引发各种疾病和意外伤害。老年人最常见的突发疾病有心绞痛、心肌梗死等，意外伤害最常见的为跌倒。

二、心绞痛的现场把握

心绞痛（图 3-17）是冠心病的常见急症之一，是由于供应心脏血液和营养的冠状动脉发生急剧的、暂时的缺血缺氧所致。

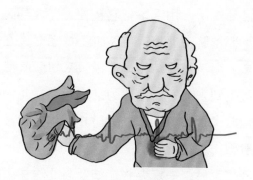

图 3-17　心绞痛

1. 现场表现

胸骨后闷胀感，伴随明显的焦虑，持续 3~5 分钟，常散发到肩背部，有些老人症状表现不明显，表现为气紧、晕厥、虚弱、嗳气等（图 3-18）。

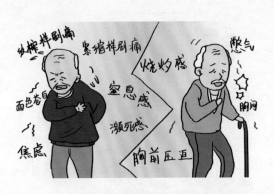

图 3-18　心绞痛现场表现

2. 现场急救

（1）停止一切活动，安静休息（图 3-19），去除诱因，如紧张、焦虑、恐惧、活动等。如呼吸困难不能平卧，可

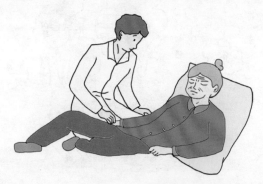

图 3-19　安静休息

取坐位或半卧位。

（2）解开老人衣领及腰带，缓解疼痛，注意保暖。

（3）立即予硝酸甘油片一片舌下含服（图 3-20），但是不要连续服用三片以上。

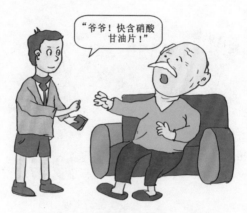

"爷爷！快含硝酸甘油片！"

图 3-20　硝酸甘油片舌下含服

（4）有家用氧疗机可给予吸氧，并及时拨打 120（图 3-21），将老人送往医院做进一步的检查和治疗。

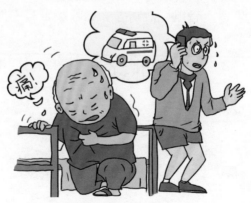

痛

图 3-21　及时拨打 120

三、老人跌倒

跌倒（图3-22）在我国意外伤害死亡原因中居第四位，而在老年人中则为首位。老年人跌倒死亡率随着年龄的增长而急剧上升。除了导致老年人死亡外，跌倒还导致大量残疾，并且给老年人带来恐惧心理，降低其活动能力。

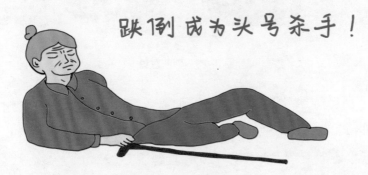

跌倒成为头号杀手！

图3-22　跌倒

1. 现场表现

老年人的一些常见疾病会导致老人突然跌倒，如心脏病、高血压、低血糖等发作，尤其是出现头晕、晕厥等情况后容易跌倒，同时还可能发生各部位的跌伤。非疾病的因素诸如走路绊倒、被撞倒以及受惊吓等诱发心脏病、高血压等也可导致老人跌倒。

2. 现场急救

（1）判断意识（图3-23）：不要轻易移动老人，轻拍双肩，分别在双耳旁大声呼喊，若无反应，迅速（5~10

秒）判断呼吸和脉搏。

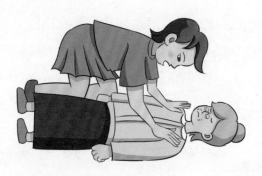

图 3-23　判断意识

（2）若意识丧失，有呼吸存在，应将其摆成稳定侧卧位（图 3-24），并检查口腔是否有分泌物，用手帕或纸巾清理干净，并拨打 120 急救电话。

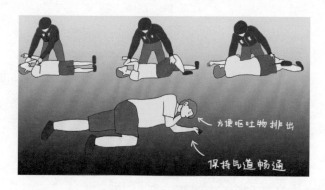

图 3-24　稳定侧卧位

（3）若意识丧失，呼吸停止或为喘息样呼吸，应立即呼救并叫人拨打 120 急救电话，并将老人平卧开始心肺复苏（图3-25）。

（4）如果老人意识清楚，应询问跌倒情况，并询问相关症状（图3-26），有无头晕、心慌、胸痛等。

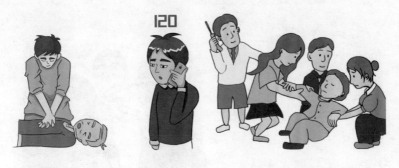

图3-25　呼救并心肺复苏　　　图3-26　询问相关症状

（5）检查局部有无外伤，及时采取止血、包扎、固定等措施。

（6）如因车祸、高空坠落等外界原因，导致老人颈背部疼痛，应考虑脊柱损伤的可能，此时应禁止搬动老人（图3-27），以免加重损伤，应立即拨打120急救电话。

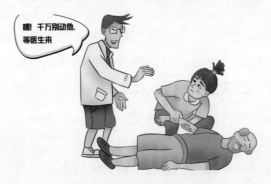

嘿！千万别动他，等医生来

图3-27　脊柱损伤，禁止搬动

第四节　残疾人

一、残疾人的共同心理特征

残疾人（图 3-28）包括肢体、精神、智力或感官有长期损伤的人。这些损伤与各种障碍相互作用，可能阻碍残疾人在与他人平等的基础上充分和切实地参与社会。因此，残疾人会有孤独感、自卑感、

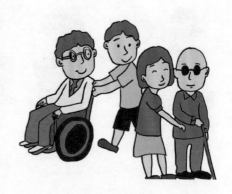

图 3-28　残疾人

过于敏感、自尊心强、情绪反应强且不稳定、对外界有较强的防御心理等心理特征。

二、残疾人现场救护特点

残疾人一旦发生意外或疾病突发，逃生或求助比一般人更难，残疾人在遇到意外情况时很难得到有效的帮助或是采取有利的逃生措施。比如肢残人在生活中无法自如地活动，遇到火灾或是在户外不小心受伤，更难在第一时间迅速逃生或是跑到附近求救；对于盲人来说，发生火灾时无法看到烟雾和火情，也看不到火灾应急指示灯；聋人在

遇到火灾或受伤等紧急情况时，很难打电话报警求救或是大声呼救，另外警铃等常规火灾报警装置也无法让聋人第一时间获知火情。

三、残疾人现场救护要点

1. 聋哑人该如何呼救

聋哑人为特殊人群，不能用语言表达自己的生理需求、心理感受，也听不到别人的语言，导致语言沟通障碍。采用非语言交流方式作为载体进行无声信息传递，是聋哑人沟通的唯一方式。聋哑人一旦遇险，而身边又没有其他人时，可以通过以下几种方式呼救：

（1）短信报警：通过编辑短信发送到"12110"+区号后三位即可实现报警，具体就是在12110短信报警号码后加上事情发生地区号的后三位，如北京市为12110010（图3-29）。民警收到短信后，会第一时间与报警人联

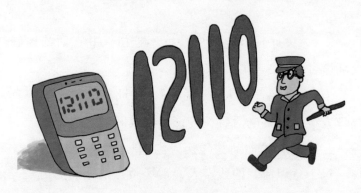

图 3-29　短信报警

系。而短信报警最重要的是在短信里写清楚报警人在什么地方，遇到什么事情及其他有用信息。

（2）发短信给亲戚朋友或同事，由他们拨打报警电话。

（3）用敲脸盆、挥毛巾（图3-30）等手段引起他人的注意。

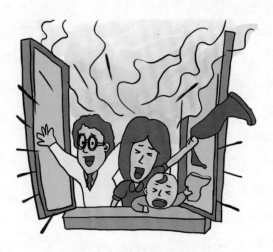

图3-30　挥毛巾引起注意

（4）拨通报警电话后持续不挂机，并在话筒边制造混乱声音（图3-31）。

（5）登记聋哑人电话号码、住址及其他相关信息，聋哑人拨通报警电话后，接警台将及时显示。

2.现场救护如何与残疾人沟通

对于意识清楚的残疾人，现场救护沟通的前提是，自我局限的突破及积极乐观心态的展现。现场救护要表现出

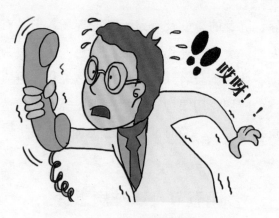

图 3-31　制造混乱声

对他们的尊重、热情、真诚，要仔细倾听、充分共情。第一次见面可以尽可能多地告知你的信息，让他们有信任感和安全感，来到他们身边和离开时一定要有声音或动作提示。帮助肢体残疾人时要注意方式方法，要先征得他们的同意后再进行具体的帮助（图 3-32）。

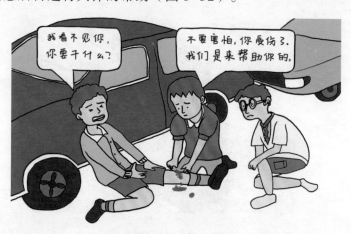

图 3-32　征得同意再帮助

　　冷静、沉着的态度及有条不紊的现场救护是对残疾人最大的安慰。突发意外伤病事故，残疾人可能更为惊恐不安和无助，此时施救者除做好解释安慰工作，更应重视体态、语言的应用，用眼神、表情、手势等方式传达自己对他们的重视与关爱，及时准确地建立起沟通的桥梁。

第五节　精神病患者

一、精神病患者现场救护特点

　　精神病患者（图 3-33）作为一个特殊的群体，因受精神症状或精神因素的影响，随时可能会发生各种意想不到的伤害或破坏事件，如自杀、自伤、伤人、纵火、毁物、

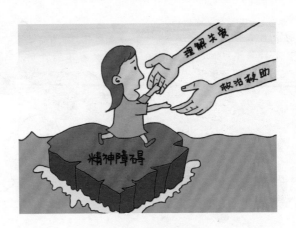

图 3-33　精神病患者

触电、溺水、噎食、服毒、吞服异物等。这些意外不但对患者本身具有极大危害性，同时也会造成社会性破坏，危及周围安全。由于精神病患者的特殊性、病情变化的复杂性、意外情况发生的不可预测性，施救者只有掌握现场急救技巧，才能有效保护自己和患者，消除安全隐患。

二、现场评估

1. 评估患者

评估患者的行为倾向、言语表现以及患者的体型，还有是否持有凶器。大多数患者的消极、冲动意念和企图，可在其言语、表情和行动上有所流露，施救者要加以防范。但部分患者的冲动、消极意念和行动是突如其来的，使人防不胜防，对症状明显、已失去理智的患者，或患者手持凶器时，施救者要与患者保持安全距离，不要试图靠近患者进行救护（图 3-34）。施救者要善于捕捉患者语言和

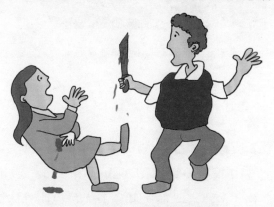

图 3-34　不要试图靠近手持凶器者

非语言的暗示信息，警惕可能发生的意外，备好约束用具，利用现场一切可利用的人力资源，如110工作人员、患者家属或监护人、居委会工作人员、周围群众，用温和的语言劝阻患者，稳定其情绪，想方设法夺取利器。对不合作的狂躁患者，要趁其不备，巧妙地采取果断措施。

2. 评估周围环境

有些有自杀倾向的精神病患者，可能已登上高楼、铁塔，或靠近高桥、水域等，施救者不要单独靠近试图解救（图3-35）。

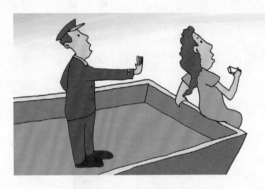

图3-35　不要单独靠近

三、现场救护

1. 呼救

施救者应保持镇静，大声呼叫周围的人员帮忙，必要时要拨打110报警电话（图3-36）和120急救电话，对有自伤或伤人的患者需向110警务人员说明具体情况，以便专业人员备好人力和设备施救。

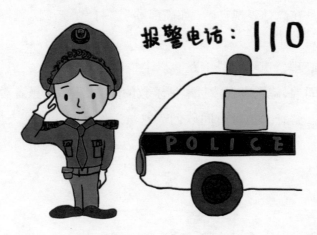

图 3-36　拨打 110

2. 转移患者注意力

精神病患者处于精神兴奋状态，行为混乱，无法与人进行有效沟通。所以，施救者要以贴切的语言、稳重的举止、处变不惊的态度来稳定患者的情绪（图 3-37），以自然轻巧的语调、和蔼的态度来传递诚恳、友好的信息，要"投其所好"，取得患者的信任，争取患者的合作。

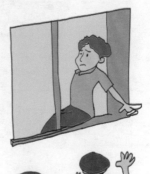
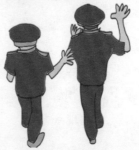

3. 现场急救措施

对可能坠楼者，施救者应做好

图 3-37　稳定患者情绪

充分的心理和物资准备。登楼的精神病患者常有两种情况：一种是在高处表现自己，如高声歌唱、打拳、击剑、跳舞等，不一定马上往下跳；另一种是想往下跳，但又存在一定的恐惧心理，也不会马上跳。以上情况给现场急救创造了一个时间差，施救者在拨打电话求救的同时，应多与患者对话、劝导、解释，拖延时间以创造急救条件。呼叫其他人员准备棉被或有弹力的网，众人拉住角边，以减轻伤病员损伤（图3-38）。

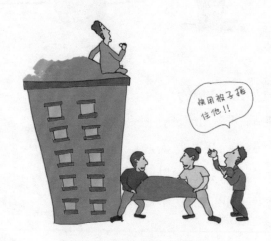

图 3-38　备好减轻损伤的设备

对于已经跳楼或自伤的精神病患者，在危险解除的情况下，按相应的急救原则和措施进行现场施救，等候专业人员到达现场。

第四章 中 暑

第一节 中暑的概念

一、什么是中暑

中暑是人体长时间在高温和热辐射的作用下，机体体温调节出现障碍，水、电解质代谢紊乱及神经系统功能损害症状的总称，是热平衡机能紊乱而发生的一种急症（图4-1）。

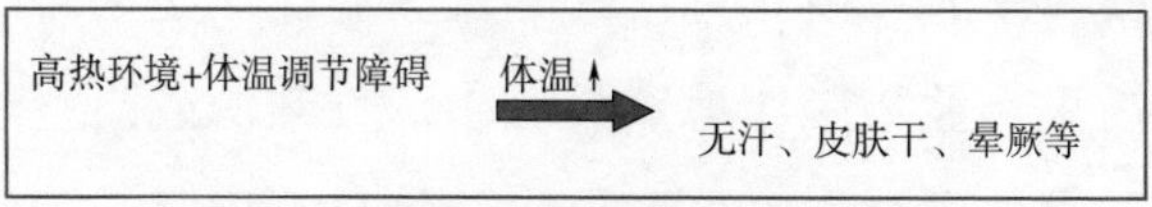

高热环境+体温调节障碍 → 体温↑ 无汗、皮肤干、晕厥等

图4-1 中暑机制

二、高发现场

中暑常高发于夏季旅游（图4-2）、高温作业（图4-3）、

73

高温外出（图 4-4）、高温下运动（图 4-5）等现场。

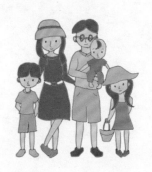

图 4-2 夏季旅游

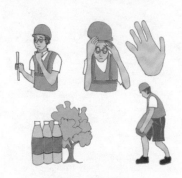

图 4-3 高温作业

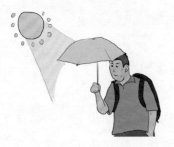

图 4-4 高温外出

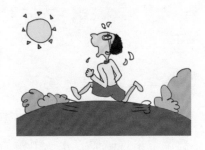

图 4-5 高温下运动

三、现场环境风险

露天作业、阳光直接暴晒及高温作业是中暑的主要原因。高温作业指工作地点具有生产性热源或当室外实际气温达到本地区夏季室外通风设计计算温度时，工作地点气温高于室外温度 2℃或 2℃以上的作业。

1. 高气温、强辐射作业。

2. 高温、高湿作业：主要是生产过程中产生大量的水蒸气或生产上要求保持车间相对湿度较高所致。

3. 夏季露天作业：夏季的农田劳动、建筑、搬运等露天作业，除受太阳的辐射作用外，还受到被加热的地面和周围物体放出的热辐射作用。

4. 不良气象条件（高温、湿度）。

5. 劳动强度大。

6. 作息制度不合理。

7. 个体健康状况差。

8. 适应性差。

9. 环境（人群拥挤，产热集中，散热困难）。

四、现场重点人群

1. 老年人：由于皮肤汗腺和循环系统功能衰退，肌体散热不畅，容易中暑。

2. 孕产妇：因为怀孕或产后体力消耗大，身体虚弱，如果逗留在通气不良、温度较高的环境，容易中暑。

3. 婴幼儿：各系统发育不够完善，体温调节功能差，皮下脂肪又比较多，对散热不利。

4. 心血管病患者：炎热天气会使心血管病患者的交感神经兴奋，加重心血管的负荷，尤其是心脏功能不全的患者，他们体内的热量不能及时散发而积蓄，所以容易中暑。

5. 糖尿病患者：机体对内外环境温度变化反应迟钝，虽然热量已经积蓄在体内，但患者的自觉症状却出现得较晚，容易引起中暑。

6.感染性疾病：一些患感染性疾病的患者，因为细菌或病毒性感染可以使人体产生内源性致热源，让机体产热加速。炎症还能使机体释放出一些物质，使血管痉挛收缩，更不利于散热而容易中暑。

7.营养不良的人：因为营养素的缺乏使血压下降，反射性地引起血管的收缩。他们还容易反复腹泻，导致脱水和电解质紊乱，导致中暑。

8.正在服药的人：服用抗组胺药、抗胆碱药、安眠药等的人也会血管收缩，使体温调节中枢发生障碍，容易中暑。

第二节　现场救护

一、现场伤情判断

1.先兆中暑（图4-6）：在高温作业场所劳动一定时

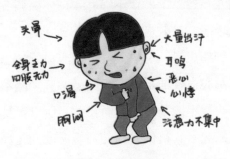

图4-6　先兆中暑

间后，出现大量出汗、口渴、头晕、耳鸣、胸闷、心悸、恶心、全身乏力、四肢无力、注意力不集中等症状。体温正常或略有升高（不超过 37.5℃）。

2. 轻度中暑（图 4-7）：除上述先兆中暑的症状外，还出现以下症状：

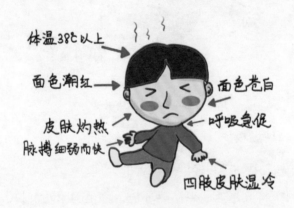

图 4-7　轻度中暑

（1）体温在 38℃以上，出现面色潮红、皮肤灼热等现象。

（2）呼吸、循环衰竭的早期症状，四肢皮肤湿冷、面色苍白、血压下降、脉搏增快等表现，如及时处理，往往可于数小时内恢复。

3. 重症中暑（图 4-8）：死亡率达 5% ~ 30%。

除上述两种中暑症状外，被迫停止工作，或在工作中突然晕倒，皮肤干燥无汗，体温在 40℃以上，或发生热痉挛者。如不及时救治，将会危及生命！

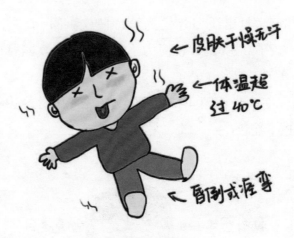

皮肤干燥无汗 ←

体温超过40℃ ←

昏倒或痉挛 ←

图4-8 重症中暑

二、现场救护

1.先兆中暑者和轻度中暑者的处理

（1）将其迅速脱离高热环境，移至阴凉处，脱去外衣，休息。

（2）给其饮用绿豆汤或一些含盐分的清凉饮料，并服用十滴水、人丹、风油精等解暑药品；进行物理降温（冰水冷敷头部及腋下）。

（3）待症状稳定后，视情况指定专人将其送回家或宿舍。

2.重症中暑者的处理

（1）立即将其移到阴凉通风处平卧，解开衣服，条件允许时吹空调或电风扇。

（2）用冷水冲淋中暑者或在其头、颈、腋下、大腿根部放置冰袋等，让其迅速降温。

（3）如果中暑者能饮水，则让其喝冷盐水或其他清凉饮料，以补充水分和盐分。

（4）症状稍好后可在他人陪护下，到医院就诊。

（5）如果出现血压降低、虚脱、痉挛抽搐、呼吸急促、意识不清等严重状况，应立即送往医院救治。

3. 中暑的现场救护原则

分秒必争，迅速使中暑者脱离高热环境。根据现场条件，立即对其降温。总之，中暑急救可概括为移、敷、促、浸、服、转6个字。

（1）移：迅速将中暑者移至阴凉、通风的地方，解开衣裤，以利呼吸和散热（图4-9）。

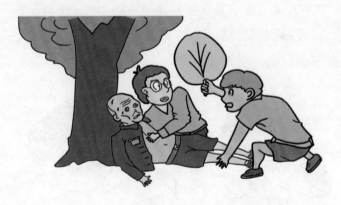

图4-9 移

（2）敷：可用冷水毛巾敷中暑者头部，或冰袋、冰块置于其头部、腋窝、大腿根部等处（图4-10）。

（3）促：将中暑者置于4℃水中，并按摩擦拭四肢

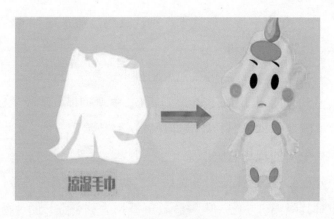

图 4-10　敷

皮肤，使皮肤血管扩张，加速血液循环，促进散热。待体温降至 38℃时，可停止降温（图 4-11）。

（4）浸：将中暑患者躯体呈 45° 浸在 18℃左右井水中，以浸没胸部为度。老年人、体弱者和心血管病患者，水温不能过低（图 4-12）。

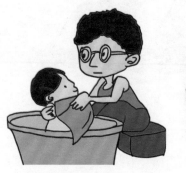

图 4-11　促

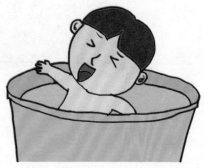

图 4-12　浸

（5）服：意识清醒者或经过降温清醒者可饮服绿豆汤、淡盐水等解暑，还可服用人丹和十滴水等，昏迷者禁止喂食。若中暑者失去意识，则需判断脉搏呼吸，必要时进行心肺复苏术（图4-13）。

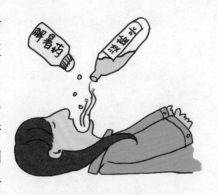

图4-13　服

（6）转：立即将中暑者转送至医院，最好用空调车转送（图4-14）。

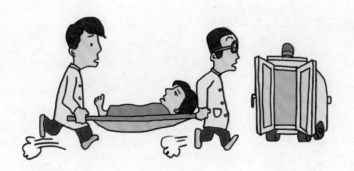

图4-14　转

三、现场救护误区导正

1.如果中暑者出现肌肉痉挛（抽筋），不可强行按压，可以进行按摩、冰敷或肢体屈伸。

2.若中暑者在冷水浸泡时出现发抖现象，应减缓冷却过程，因为发抖会增加身体核心温度，对恢复不利。

3.可用手指按中暑昏迷者人中穴、合谷穴（图4-15）、内关穴（图4-16）促醒，若其呼吸心跳已停止，不可浪费时间在呼救、评估伤情上，应立即实施心肺复苏术。

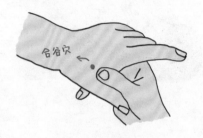

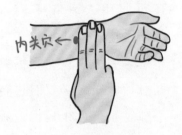

图4-15　合谷穴　　　　　　　　　图4-16　内关穴

知识拓展

1.人体能耐多高温度？

临床观察表明，人的体温：

（1）低于28℃时，人会丧失意识。

（2）低于22℃时，可能导致死亡。

（3）高于41℃时，引起中枢神经系统障碍，出现说胡话、神志不清等症状。

（4）高于43℃时，有生命危险。

（5）成年人体温每升高1℃，心率每分钟增加10次，儿童可增加15次。

2.35℃为中暑预警线。

35℃是关系安全生产和人们健康的一个具有指标性意义的温度，是高温和中暑的预警温度。人的体温通常维持在37℃左右，而皮肤在正常情况下为33℃。这4℃之差，使得体内新陈代谢过程中所产生的热量得以向皮肤传送，然后再经过皮肤的辐射、蒸发和空气对流将热量传送到体外。

因此，环境温度要低于33℃，人体才会感到舒适。如果气温超过33℃，人体便会产生炎热的感觉，这时人体的汗腺开始"启动"，通过微微出汗来散发体内蓄积的热量。

35℃时，浅静脉就会出现扩张现象，皮肤微微出汗，心跳加快，血液循环加速。这时对于个别年老体弱、散热不良者来说，需要进行局部降温，以免出现不良症状。

3. 常见的防暑类药品：人丹、十滴水、清凉油、无极丹、避瘟散等。

在使用前一定要认真阅读药品说明书，遵照说明书上的用法和用量谨慎使用，孕妇和新生儿最好不要使用此类药品。

防暑中药能起到既防中暑又治疗中暑的双重作用。在有先兆中暑症状和轻度中暑症状时，防暑中药往往能起到很大的作用。如果中暑较严重或是用了防暑药后症状也没有得到有效缓解，要及时到医院诊治。

第五章 淹溺

第一节 淹溺的概念

一、什么是淹溺

淹溺，定义为一种人淹没或沉浸在液性介质中并导致呼吸损害的过程（图 5-1）。人淹溺时，大量水、泥沙等会进入其口鼻、气管和肺，从而阻塞呼吸道；惊恐、寒冷则可引起喉头痉挛，导致呼吸道梗阻。淹溺者由于无法呼吸空气，引起机体缺氧和二氧化碳潴留，因窒息导致死亡。若抢救不及时，4~6 分钟内即可导致淹溺者死亡。据 2017 年《中国青少年儿童伤害现状回顾报告》显示，全球每年发生淹溺超过 50 万例，淹溺是引起儿童与青少年心脏骤停的主要原因。

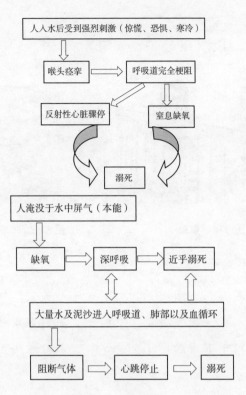

图 5-1 溺死过程

二、高发现场

淹溺的高发现场有下水游泳(图5-2)、水船失事(图5-3)、

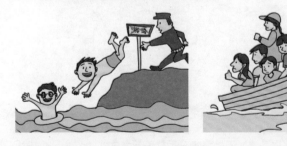

图 5-2 下水游泳　　　　　　图 5-3 水船失事

失足落水、自杀（图5-4）、车辆落水（图5-5）等。

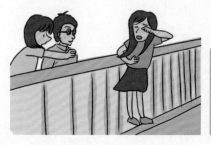

图5-4　自杀

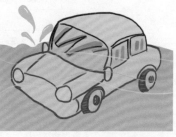

图5-5　车辆落水

三、现场环境风险

当发现有人淹溺，无能力下水施救或未经过专业训练的施救者不宜下水施救时，未成年人不宜下水救人，不推荐多人手拉手下水救援（图5-6），不推荐跳水时将头扎进水中。

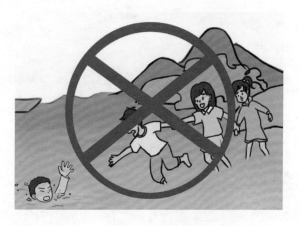

图5-6　不推荐多人手拉手下水救援

四、现场重点人群

1. 婴幼儿

绝大部分人认为溺水的人会呼救，会挥手大喊，会使劲扑腾，总之，会发出求救信号，吸引周围人的注意。其实，这是一个误区，人真实的淹溺状态完全不是如此，尤其是孩子。他们不会呼救，不会使劲扑腾，也不会挥手。孩子下水游泳，切记以下三点：

第一，婴幼儿游泳，父母必须要跟随看护（图5-7）。

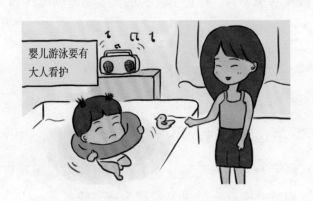

图5-7　婴幼儿游泳要有大人看护

第二，游泳时时刻关注孩子，只要发现孩子安静下来了，大喊一声，如果没有回答，应立即予以注意。当然，也希望人们在游泳时可以多留意下周边的孩子，一旦发现孩子有异常，马上出手救援。

第三，游泳结束后，不要掉以轻心，发现孩子有不适，立即送往医院。

2. 青少年

游泳是青少年夏天最喜爱的体育运动，然而夏天也是淹溺发生最多的季节，尤其以农村最为多见。青少年私自下塘、下河游泳，或是在游泳时体力不支或发生抽筋等，也容易发生淹溺。

3. 抑郁症患者

精神状况不好，有轻生念头的人，要高度关注和关心。

第二节　现场施救

一、现场伤情判断

1. 轻者：落水时间短，嘴唇及四肢末端仅出现青紫，四肢发硬，呼吸存在，主要表现为窒息缺氧。

2. 重者：落水时间长，面色青紫，指端发绀，面部肿胀，双眼结膜充血，口鼻内充满血性泡沫或泥污，四肢冰冷，昏迷不醒，瞳孔散大，心跳呼吸停止。

3. 其他：若淹没于粪坑、污水池和化学储存池等处，除淹溺窒息表现外，还会伴有相应的皮肤、黏膜损伤和全身中毒。海水淹溺者有口渴感，可伴有头颈部损伤。常表现为不同程度的低体温。

二、现场救护

当发现有人淹溺，且淹溺者可能正处于淹溺状态等待被救或已脱离淹溺环境两种情况时，抢救必须分秒必争，对于已经脱离淹溺环境的淹溺者第一时间应给予现场急救而不是送往医院。

1. 呼救

当发现有人淹溺，要做的第一件事是：保持镇静，大声呼叫"救命啊，有人落水了！"（图5-8），呼喊周围的人群参与救助，若自己没有救助能力，则立刻拨打120。

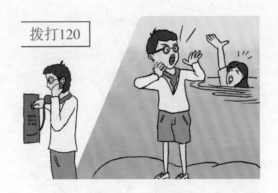

拨打120

图5-8 立即呼救

2. 帮助脱离淹溺环境

有能力下水施救的施救者，下水前要尽可能脱掉衣服和鞋袜，从淹溺者背部靠近，一只手抱住淹溺者的脖颈，另一只手划水靠近岸边。如果淹溺者已经处于虚脱状态，施救者可以靠向溺水者的头部，将其拖拽上岸（图5-9）。
可向遇溺者投递竹竿、衣物、绳索、漂浮物（图5-10）等。
不推荐非专业救生人员下水救援。

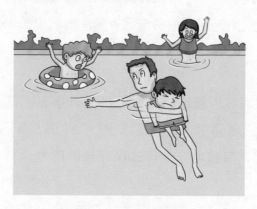

图5-9　脱离淹溺环境

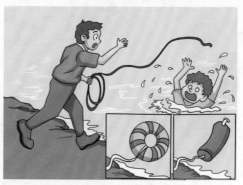

图5-10　投递漂浮物

3. 急救

　　由于淹溺者的核心病理是缺氧，因此尽早开放气道和
人工呼吸优先于胸外按压。淹溺者上岸后应首先开放气道，

口鼻内的泥沙水草要及时清理,用5~10秒观察胸腹部是否有呼吸起伏,开放气道后应尽快进行人工呼吸和胸外按压(图5-11)。如淹溺者存在自主有效呼吸,应置于稳定的侧卧位(恢复体位),口部朝下,以免发生气道窒息。

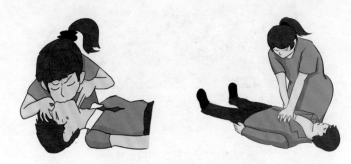

图5-11　人工呼吸和胸外按压

三、现场救护误区导正

1. 如果现场施救人员充足,尽量避免由水中施救人员进行复苏,因为他们很可能已经非常疲劳,让他们再做心肺复苏则质量会大打折扣。

2. 在心肺复苏开始后应尽快使用AED(自动体外除颤仪)。需将淹溺者胸壁擦干,连上电极片并按照AED提示进行电击。当淹溺者躺在雪中或冰上时仍可以常规使用AED。

3. 淹溺后容易出现肺炎、心力衰竭等威胁生命的并发症,所以即使淹溺者情况好转,也应及时送医进行检查和治疗。

4. 淹溺者若已停止呼吸脉搏,不应为其实施各种方法

的控水措施（图 5-12），包括倒置躯体或海姆立克氏手

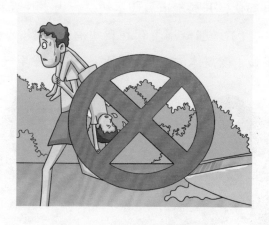

图 5-12　不推荐各种控水措施

法，以免延误抢救时机。"海姆立克急救法"（Heimlich Maneuver）是美国的海姆立克医生于 1974 年发明的，因此以他的名字命名。它是一种运用于气道异物阻塞的快速急救手法，即利用拳头冲击腹部——膈肌下软组织，突然冲击产生向上的压力，压迫两肺下部，从而驱使肺部残留空气形成一股气流。这股带有冲击性、方向性的、长驱直入于气道的气流，就能将堵住气道的食物硬块等异物推出，解除窒息，使人获救。国内又将"海姆立克急救法"叫作"腹部冲击法"。

　　5. 下水施救人员千万不要让淹溺者紧紧抱住自己，万一抱住，施救者可试着先让自己下沉，等淹溺者松手后再进行救助。

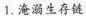

1. 淹溺生存链

由于改进了急救系统，美国淹溺死亡率已从 2000 年的 1.45 人／10 万人降低到 1.26 人／10 万人。欧洲复苏协会提出了淹溺生存链的概念，包括五个关键的环节：预防、识别、提供漂浮物、脱离水面、现场急救。

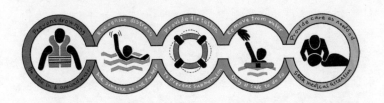

淹溺者的核心病理是缺氧，尽早开放气道和人工呼吸优先于胸外按压。淹溺者上岸后应首先开放气道，口鼻内的泥沙水草要及时清理，不应为其实施各种方法的控水措施，包括倒置躯体或海姆立克氏手法。用 5~10 秒观察胸腹部是否有呼吸起伏，如没有呼吸或仅有濒死呼吸应尽快给予 2~5 次人工通气，每次吹气 1 秒，确保能看到胸廓有效的起伏运动。如果淹溺者对初次通气无反应，接下来应置其于硬平面上开始胸外按压，按压与通气比遵循 30∶2。由于大多数淹溺者是在持续缺氧后导致心脏骤停的，因此实施单纯胸外按压的 CPR（只按压不通气）并不能达到复苏目的，应予以避免。

2. 车辆落水后如何自救？

（1）保持镇静，迅速解开安全带；汽车有一定的闭水性能，一旦汽车被水淹，司机应马上打开电子中控锁，以防车门电路失灵。

（2）立即打求救电话，争取时间，打开所有车灯，以便救援者找到。

（3）如果水还未淹没后座，赶紧从后座逃生。

（4）如果水已经开始淹没车子，这时是无法打开车门的，不要徒劳尝试，赶紧伸出头深吸一口气，然后关上车窗与通风管，防止车内进水。

（5）如果车内已经无法阻止进水，可等车内进满水的那一刹那（这时车内外水压平衡），深吸一口气，打开车窗或车门，趁机游出。

（6）车辆会出现车头向下、车尾向上翘起的情况，整个注水过程一般需要半小时。如果车辆有车窗，最好在车顶沉没前，爬上天窗逃生。离开车时，尽量保持面部朝上。

专家提醒：当车厢内充满水后，一般人很难保持冷静，因此要把握"第一时间"逃生，不要坐等最后机会。

第六章　烧烫伤

第一节　烧烫伤的概念

一、什么是烧烫伤

烧烫伤是日常生活、工农业生产和战争中常见的损伤，它包括各种热源（火焰、沸水、蒸汽、热油、灼热金属）、化学物质（强酸、强碱）、电流（高电压）及放射线（X射线、γ射线）等引起的机体组织灼伤。烧烫伤可引起细胞损伤、蛋白质凝固与溶解、局部组织焦化坏死。

二、高发现场

烧烫伤现场以家庭发生最为常见（图6-1）。

三、现场环境风险

1.给宝宝洗澡时，应先放冷水后再兑热水，不能让宝宝轻易进入厨房。要将可能造成烫伤的危险品移开或加上防护措施，如暖气和火炉的周围一定要设围栏，以防孩子进入（图6-2）。

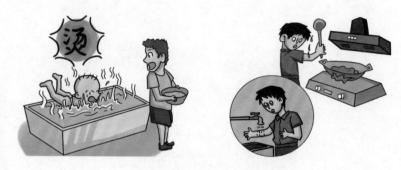

图6-1　烫伤

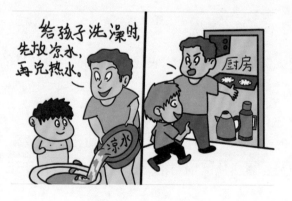

图6-2　宝宝防烫伤

2. 在寒冷的冬季，使用热水袋保暖时要谨慎（图6-3），热水袋外边用毛巾包裹，不要一边充电一边使用电热水袋。

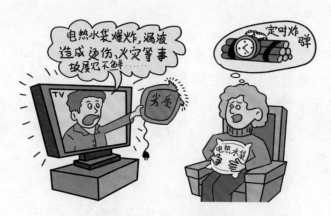

图6-3 谨慎使用热水袋

四、现场重点人群

1. 儿童

给孩子洗澡时，一些家长习惯先往澡盆倒热水，好动的孩子在未加冷水前坐进去被烫伤；家长把煮好的汤粥锅、电热水壶、暖水瓶或开水杯等放在桌子边上，小孩出于口渴或者好奇，伸手去够或拉扯电线，弄翻容器；小孩追逐打闹，打翻或跌入地面汤锅等（图6-4）。

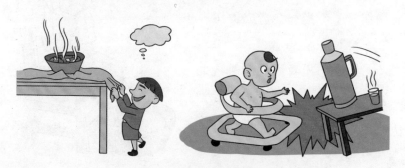

图6-4 儿童防烫伤

2. 老年人

老年人因神经系统生理的老化、皮肤组织老化而导致痛温觉减退，行动不便或者视力衰退，日常生活中不小心碰倒热水瓶、热水杯或洗澡的时候热水温度过高造成烫伤（图6-5）；一些老年人生病时更倾向于中医治疗，使用

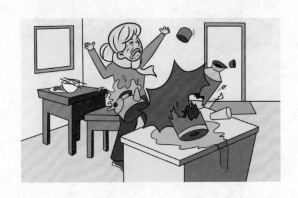

图 6-5 老年人防烫伤

中医拔罐、针灸、艾灸等理疗手段时，理疗器温度过高或者操作技术不当都会造成烫伤。

3. 糖尿病患者

糖尿病患者因周围神经病变，痛觉减退，沐浴或者泡脚时容易出现烫伤问题（图6-6）。

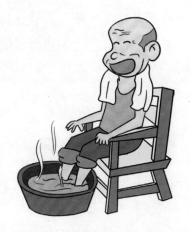

图 6-6 糖尿病患者防烫伤

五、现场伤情判断

烧烫伤分度（图 6-7）：

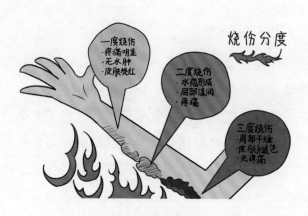

图 6-7　烧伤分度

1. 轻度烧烫伤者（Ⅰ度烧烫伤），仅伤及表皮，表现为皮肤发红，创伤局部红、肿、热、痛，热痛感觉过敏，有刺痛感。

2. 中度烧烫伤者（Ⅱ度烧伤），伤及皮肤表皮及真皮层，表现为红肿明显，创伤局部起水泡，基底红润或红白相间，疼痛剧烈。

3. 重度烧烫伤者（Ⅲ度烧伤），皮肤所有层面的烧伤。创面苍白、焦黄甚至碳化，痛觉消失，常见树枝状栓塞血管网、皮肤麻痹，如累及呼吸道损伤可引起窒息。

第二节　现场救护

一、现场救护

没有什么急救措施能超过立即用流动水冲淋的效果，切忌不经冲淋就急急忙忙将伤病员送往医院。

将伤病员迅速脱离热源及烟雾现场，置于安全且通风处，避免发生吸入性损伤和窒息。具体的现场急救要围绕受伤时的热源温度、受热的持续时间和是否合并感染这三个最影响烧烫伤严重程度的因素采取对应措施，简单地说就是五个步骤：冲、脱、泡、包、送。

1. 冲

立即用大量冷水冲淋伤处（图6-8）。热力烧伤后及时冷疗能防止热力继续作用于创面使其加深，并可减轻疼痛，减少渗出和水肿，应尽早进行。水温以伤员能耐受为

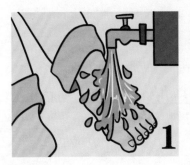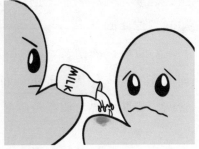

图6-8　冲

准，一般为 5~20℃。冷疗的时间无明确限制，一般为冷疗停止后不再有剧痛为止，多需 0.5~1 小时。烫伤后最好能用净水冲洗冷却，但不必过于强调水源洁净而延误冲洗，若无水可用，任何无害的液体如牛奶、啤酒都可取代；冲洗中如出现水疱，不是因为实施了冲洗而起泡，而是烧烫伤到一定深度时必然会起水疱；对于酸碱类化学烧伤，切记不要先用水冲洗，因为浓酸碱遇水时会释放大量热量灼伤皮肤，应在以干布吸干或轻轻擦拭掉创面上附着的酸碱后，再用大量流动水冲洗。

2. 脱

边冲边动作轻柔地脱掉烧伤者的外衣（图 6-9）。如果衣物粘连皮肤，不能强行脱扯，以防加重皮肤的损伤，应把覆盖在烧伤部位上的衣物小心剪除。烧烫伤手臂时，应及时去掉手表、手镯、戒指等，防止伤处肿胀，影响血液循环而发生坏死。

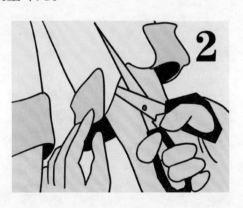

图 6-9 脱

3. 泡

继续用冷水浸泡（图6-10），不少于20分钟，到创面不再剧痛为止。

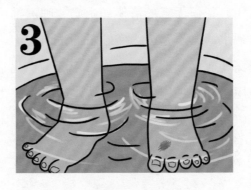

图6-10　泡

4. 包

用干净、清洁的敷料、衣物或被单包裹，以保护创面（图6-11），避免转运途中创面受损或污染。

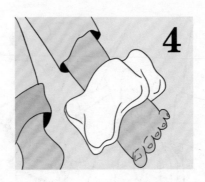

图6-11　包

5. 送

尽快将伤者送到具有烧伤救治经验的专业医院治疗（图 6-12）。

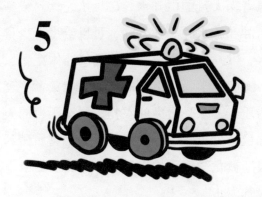

图 6-12　送

二、现场救护误区导正

1. 千万不要涂抹牙膏、酱油、黄酱、碱面、草木灰等（图 6-13），这些物质没有治疗效果，反而会污染伤口，

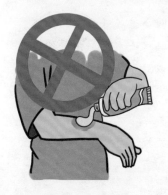
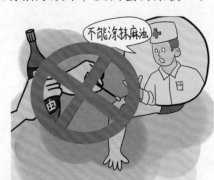

图 6-13　不要涂抹牙膏、酱油等

影响医生判断伤情，给诊断带来困难。

2. 不要将水疱挑破，以免发生感染。

3. 重度烧伤患者早期容易口渴，这时千万不要在短时间内给患者喝大量的白开水、矿泉水、饮料或糖水，以免引发脑水肿和肺水肿等并发症，可以给患者少量、多次饮用淡盐水，以补充血容量，防止或减轻休克。

4. 干燥的化学物质引起的烧伤，应戴上手套用毛巾擦掉化学物质，去除受污染的衣物，用有压力的大量冷水冲洗烧伤部位至少20分钟，注意防止化学物质溅到皮肤上。

5. 眼睛被化学物质灼伤用水冲洗受伤的眼睛，直到救护人员接管为止。

6. 重度烧伤者出现呼吸困难甚至窒息，对呼吸停止者需要施行人工呼吸。

知识拓展

1. 火焰烧伤为什么不能奔跑喊叫？

衣服着火时奔跑会助燃，大声喊叫会造成呼吸道的灼伤，应迅速脱去着火的衣服或用水浇灌或跳进浅水区域用卧倒打滚等方法，熄灭火焰，切忌奔跑喊叫，以防增加头面部、呼吸道损伤。

2. 生石灰烧伤能直接用水冲吗？

由于生石灰遇水容易沸腾，大量放热，因此生石灰烧伤应用干布擦净生石灰，再用水冲洗。

3. 炒菜时油锅起火怎么办？

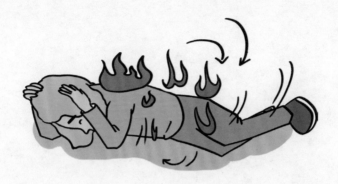

二

迅速盖上锅盖即可，如果没有锅盖，可将切好的蔬菜倒入锅中灭火。不要用水浇灌，以防燃着的油溅出锅来，引燃厨房中其他可燃物。

第七章 冻 伤

第一节 冻伤的概念

一、什么是冻伤

当身体较长时间处于低温和潮湿刺激时，会使体表的血管发生痉挛，血液流量因此减少，造成组织缺血缺氧，细胞受到损伤。裸露及肢体远端血液循环较差的部位最容易冻伤，面部及四肢末端是最常见的冻伤部位（图7-1）。

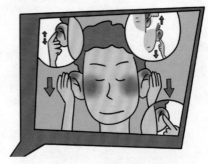

图7-1　常见冻伤部位

二、高发现场

冻伤主要高发于冬季寒冷、大风和湿度大的地区（图7-2），我国多见于东北三省及内蒙古自治区。

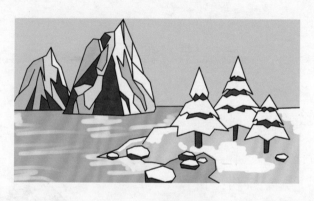

图 7-2　高发地区

三、现场环境风险

如果生活的环境较冷，或需要进入低温环境工作时，应注意保暖，充分做好防冻防寒保护，在易受冻部位涂上凡士林或其他油脂类护肤品以保护皮肤，防止冻伤（图7-3）。

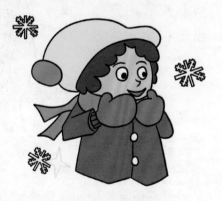

图 7-3　防寒保暖

四、现场重点人群

慢性疾病、营养不良、饥饿、疲劳、痴呆、醉酒、创伤以及长期暴露于暴风雪中的人群等都是冻伤的高发人群。

第二节　现场救护

一、现场伤情判断

冻伤分度（图 7-4）：

1.一度冻伤：伤及皮肤表层，表现为红斑、水肿、皮肤麻痹和短暂的疼痛，皮损可以完全恢复，仅有轻度脱屑。

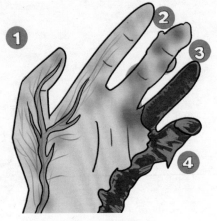

图 7-4　冻伤分度

2.二度冻伤：损伤达真皮层，有明显的充血、水肿和水疱，疱液清亮。皮损可恢复，但可留有长期的感觉神经病变。

3.三度冻伤：真皮层全层损伤，可深达皮下组织，患处皮肤呈青紫、紫红或蓝色，伴有血疱形成的蜡状、干燥，皮肤会逐步变黑、坏死，组织丧失，预后不良。

4.四度冻伤：最严重的冻伤，肌肤甚至骨头都受到损害，皮肤呈紫黑或青灰色，随即组织坏死，可能导致截肢。

二、现场救护

1.尽快将冻伤者脱离低温环境，可利用保温毯保护冻伤者并迅速将其移入室温为25～26℃的温暖环境，使其身体缓慢升温，并用御寒的衣物盖住受冻部位，可给予热饮（图7-5）。

2.合理的温水复温：迅速脱掉冻伤者的衣服和鞋袜，去除潮湿冻结的衣服鞋袜。对于

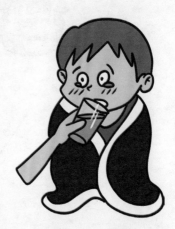

图7-5　给予热饮

局部冻伤，可用37~42℃温水浸泡患部15～30分钟，至冻区感觉恢复、皮肤颜色恢复至深红或紫红色、组织变软为止。对于全身冻伤，如体温低于20℃，可采用全身浸泡法促进复温，浸泡水温35～42℃，浸泡至甲床潮红、肢体有温感为止，使体温在15～30分钟内恢复至正常，提醒冻伤者保持清醒（图7-6）。

3.保护受冻部位（图7-7）：复温后的冻伤部位应用柔软的棉花、软布包裹，防止意外外伤发生，切忌挤压冻伤局部。

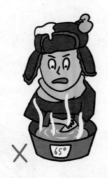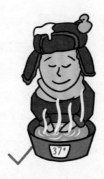

图 7-6　合理复温

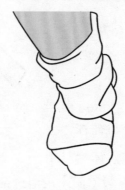

图 7-7　保护受冻部位

4. 送医：及时送往医院治疗（图 7-8）。

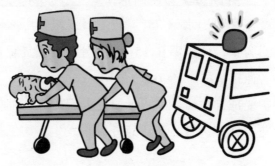

图 7-8　及时送医

三、现场救护误区导正

1.如果手套、鞋袜和手脚冻在一起难于分离时，不可强行分离，以免皮肤撕裂。可连同鞋袜、手套一起浸入水中，复温至冻区恢复知觉。

2.不得用火烤复温（图7-9）。火烤反而会使冻伤处血管扩张，导致局部需氧量增加，加重冻伤。

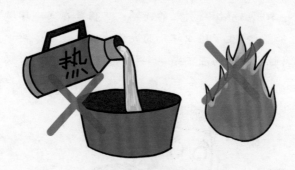

图7-9 不用热水、火烤复温

3.不得用雪搓复温。人被冻的时候血液循环不好，血管收缩，血供不好时周围组织是缺血缺氧的，若用雪搓会造成进一步的损伤。

4.不得用热水浸泡，应用温水或接近体温的暖水浸泡慢慢回温。

5.如果脚部发生冻伤，尽量不要行走，以免加重对受冻部位的损伤。

6.如果冻伤发生在户外，救护人员可将冻伤者的手或脚放进自己的怀中取暖。

7. 如冻伤者疼痛剧烈，可服用止痛片。若全身冻伤者出现心脏呼吸骤停时，需进行心肺复苏术。

知识拓展

1. 冻伤与冻疮的区别是什么？

冻疮和冻伤都是由寒冷诱发的物理性疾病。冻疮主要是因为寒冷和末梢循环障碍引起的疾病；冻伤是在寒冷环境下一个冻融的过程，产生了组织坏死的表现；冻伤比冻疮严重，冻伤多数是急性发病，而冻疮是一个相对缓慢的过程。当然，临床上也有急性冻疮，它是介于冻疮和冻伤之间的一个组织损伤。

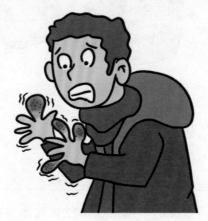

2. 预防冻伤的"三不"与"三勤"。

"三不"：不穿潮湿、过紧的鞋袜，不长时间地静止不动，不在无准备情况下单独登山。

"三勤"：勤活动手脚，勤搓颜面，勤用热水烫脚。

第八章 电击与雷击

第一节 电击与雷击伤的概念

一、什么是电击与雷击伤

电击与雷击伤均属于电击伤，俗称触电，是由于超过一定极限量的电流通过人体，造成机体局部或全身损伤、功能障碍。电击伤的电流通过延髓呼吸中枢和心脏时，可引起呼吸中枢麻痹、呼吸停止、心室纤维颤动和心脏骤停，瞬间可造成死亡或假死。受伤害的严重程度与电流的大小、人体电阻、通电时间的长短、电流的频率、电压的高低、电流的途径、人体的状况等有关（图 8-1）。

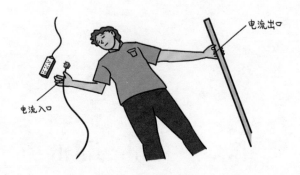

图 8-1 电击

二、高发现场

电击可发生于家庭，常见于电器电线漏电或电器使用不当（图 8-2）。雷击（图 8-3）可发生于户外，常发生于夏季雷雨天气。

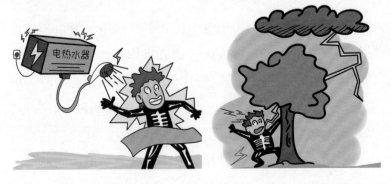

图 8-2 家电使用不当　　　　图 8-3 雷击

三、现场环境风险

1.四种常见的触电情况（图 8-4）：单相触电、双相触电、跨步电压触电、乱拉电线触电。

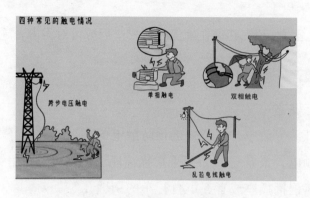

图 8-4　四种常见的触电情况

2. 在确认电源已完全切断之前，切勿盲目施救（图 8-5），以免造成施救者不必要的伤亡。不可用手、其他金属或潮湿的物体作为施救工具（图 8-6）。

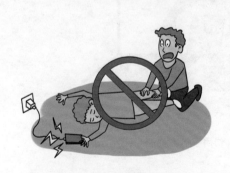

图 8-5　切勿盲目施救

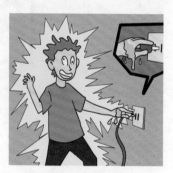

图 8-6　勿用湿手触碰电源

3. 施救者在施救过程中要注意自身和被救者与附近带电设备之间的安全距离。高压触电的现场救护非常危险，在确定电源已被完全切断之前，任何人都必须远离高压电缆 10 米以上。

4.雷电天气，必须在确保环境安全后方可对雷击者施救。

四、现场重点人群

1. 儿童

日常生活中，儿童缺乏预防触电的意识，常因好奇而意外触电，最常见的如用手指抠插座（图 8-7），用钉子或金属棍捅插座或者充电自行车的钥匙孔等。

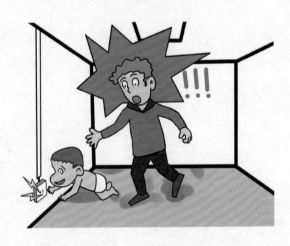

图 8-7　勿用手指抠插座

2. 电工

由于电工长期从事接触电源的工作，常因防护不当或相关知识缺乏而触电（图 8-8）。

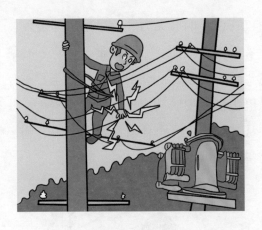

图 8-8　电工触电

第二节　现场救护

一、现场伤情判断

1. 轻者（图 8-9）受到惊吓，出现局部麻木、头晕、

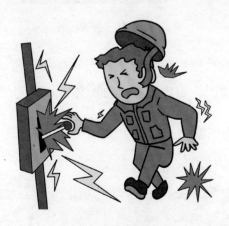

图 8-9　轻度电击

心悸、面色苍白、四肢无力、惊恐呆滞等表现。

2.重者昏迷、抽搐、心律失常、休克、心跳及呼吸微弱，呈现"假死状态"（图8-10），甚至心跳呼吸骤停。部分可见电击部位皮肤被灼伤、焦化或碳化，并有组织坏死。某些从高处落下，可伴有脑震荡，头、胸、腹外伤或者四肢骨折。

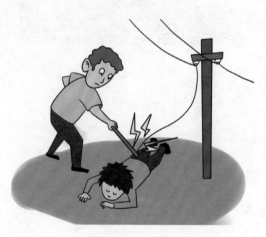

图8-10 假死状态

3.迟发反应：少数电击者当时症状较轻，尔后可出现突然加重情况，出现包括心脏骤停在内的迟发反应。

二、现场救护

1.立即使电击者脱离电源。

脱离电源方法（低压电源）（图8-11）：拉（拉开关）、切（切断电源线）、挑（挑开导线）、拽（拽触电者）、

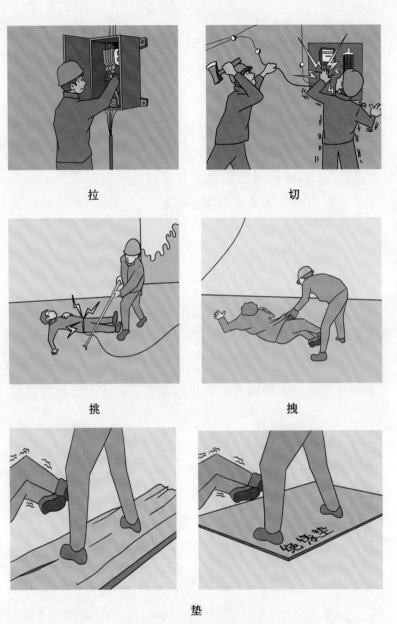

拉　　　　　　　　　　　　切

挑　　　　　　　　　　　　拽

垫

图 8-11　脱离（低压）电源

垫（施救者站在木板或绝缘垫上）。

（1）如果电击位置距离电源开关或电源插销较近，可立即拉电闸或拔出插销。

（2）如果位置较远，可用带有绝缘柄的电工钳或有干燥木柄的斧头切断电线，或用干木板等绝缘物插入电击者身下。

（3）如果是漏电的电线直接搭落在电击者身上，可用干燥的衣物、手套、绳索、木板、木棒等绝缘物品拉开电击者或拉开电线。

2. 脱离电源方法（高压）：

（1）通知供电部门拉闸停电（图8-12）。

（2）拉开高压断路器或用绝缘操作杆拉开高压跌落熔断器。

（3）抛挂裸金属软导线（图8-13），人为造成短路，迫使开关跳闸；抛掷者要防止跨步电压伤人，注意自身的

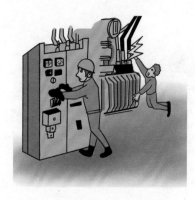

图 8-12　拉闸停电

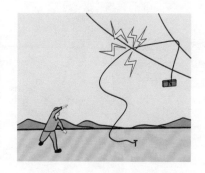

图 8-13　抛挂裸金属软导线

安全，同时应防止电弧伤人。

（4）触电者触及断落在地面上的带电高压导线时，施救人员不能接近断线点至8~10米范围，防止跨步电压伤人（图8-14）。触电者脱离带电导线后，亦应迅速被带至8~10米以外后开始急救。

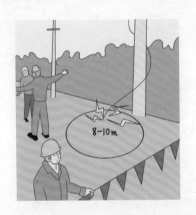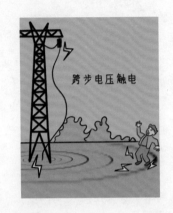

图8-14　防止跨步电压伤人

三、现场救护注意事项

1. 如果电击者已发生心脏骤停，应立即进行心肺复苏术，同时拨打120急救电话。

2. 对于电灼伤、出血、骨折等，应进行止血、包扎、固定等处理。

3. 即使电击者心跳存在，意识清楚，但自觉头晕、心慌、面色苍白、全身无力等，也应及时拨打120急救电话送院观察，以防24~48小时内发生包括心脏骤停在内的迟发性反应。

四、现场救护误区导正

不可用手、其他金属或潮湿的物体作为救护工具。可用干燥的衣物、手套、绳索、木板、木棒等绝缘物品拉开电击者或拉开电线。

知识拓展 📖

雷电时，要如何预防雷击？

（1）雷电时，要关闭电视、音响、影碟机、电脑等室内的用电设备，并断开电源及信号线路。尽量不要用手机打电话。

（2）雷电时，不要触摸水管、铁丝网、金属门窗、建筑物外墙，远离电线等带电设备或类似金属装置。紧闭门窗，防止雷电侵入。

（3）雷电时，不要带金属物体在露天行走，不要使用金属雨伞，不要骑马、骑自行车等。避开一切容易导电的物体，如金属、炭、潮湿的动物和植物等，也不要穿湿衣服。

（4）雷电时，在野外要立即寻找躲避场所。装有避雷针的混凝土建筑物是避雷的好场所。不要在树下避雨，特别是空旷环境中的树木，因其极可能成为雷电放电的通路；不要在高大建筑物（如塔等）旁边避雨；也不要在倒塌的阴湿的老建筑物（如古庙等）旁避雨；不要在铁轨上行走。

（5）不要在家洗淋浴，特别是太阳能热水器装在屋顶，又处在直击雷保护范围之外的，更要特别注意。

第九章　高空坠落

第一节　高空坠落伤的概念

一、什么是高空坠落伤

高空坠落伤是指人体由高处坠落于地面或物体上发生的损伤。损伤的性状和轻重程度与体重、坠落高度、坠落速度、身体被撞击的部位、衣着、所撞物体的性质等因素有关，造成的损伤范围较广，从头至脚，从体表到内脏，常可同时发生不同程度的损伤：体表损伤一般较轻，而内脏损伤常很严重，通常在体表只有轻微的表皮剥脱和皮下出血，而内部则发生广泛性的内脏破裂和骨折；轻者仅有轻微的疼痛感，重者则可形成骨折、内脏破裂、肢体离断等损伤，有的当即死亡。

二、高发现场

高空坠落伤（图9-1）最常发生于建筑工地，是建筑业事故的主要类型之一。

三、现场环境风险

如果事发现场较危

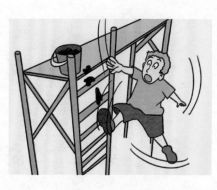

图9-1　高空坠落

险，还有发生意外的可能（图9-2），施救者要在保障自身安全的前提下，立即将伤者移出危险地带，不要在排除险情前盲目施救。在进行包扎止血操作时注意戴上手套保护自己（图9-3）。

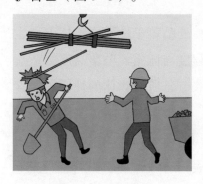

图9-2　防止意外

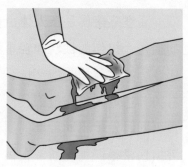

图9-3　保护自己

四、现场重点人群

1. 高空作业工人（图9-4）

凡在坠落高度基准面2米以上（含2米）有可能坠落

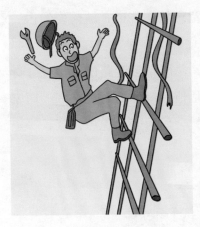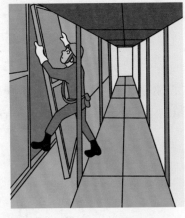

图9-4 高空作业

的高处进行的作业，均称为高处作业。建筑工人、电工、空调维修工等都属于高空作业工人。

2. 儿童

近年来，儿童意外坠落事件（图9-5）频发。在烫伤、

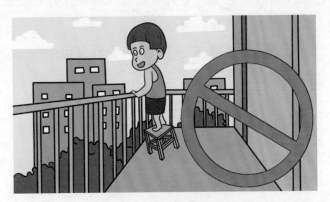

图9-5 防范儿童意外坠落

跌落、跌倒、溺水等常见儿童意外伤害中，跌落伤约占一半（48%），而52%的儿童意外伤害都发生在家中。

好动是孩子的天性，尤其是刚学会走路的孩子，好奇心驱使、探索欲旺盛，攀爬是他们最爱的游戏之一。而家中的摆设和布置，稍有不慎就会成为安全隐患，家长一定要特别注意防范。

第二节　现场救护

一、现场伤情判断

损伤发生的部位常较广泛但内重外轻。无论人体哪一部位为着地点，一次外力往往在头、胸、腹、骨盆、脊柱及四肢同时发生损伤。通常骨质和内脏损伤重，伤及生命的重要器官，因此死亡率很高。

1.坠落时足或臀部先着地，外力沿脊柱传导至脑，易导致颅脑损伤。

2.坠落时仰面，背或腰部受冲击，易引起脊柱损伤。

3.坠落时腹面朝下，可导致胸腹腔内脏组织器官发生广泛的损伤。

4.坠落时头着地，易导致脑干损伤，出现意识障碍，并有严重并发症。

二、现场救护

发生高处坠落事故后，抢救的重点放在对休克、骨折和出血处理上。

1.立即呼救（图9-6），寻求帮助并指定他人拨打"120"急救电话告知伤情和事发地点。

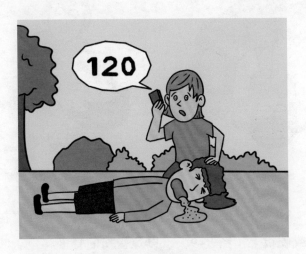

图9-6　立即呼救

2.判断意识，能否自主活动

若能站起来或移动身体，则协助其躺下用担架抬送至医院，或是用车送往医院，因为某些内脏伤害，当时可能感觉不明显。

3.针对伤情，正确处理

（1）若呼吸心跳已停止，应立即进行心肺复苏术（图9-7）。

（2）去除伤员身上的用具和口袋中的硬物。颌面部受伤者首先应保持呼吸道畅通，摘除义齿（图9-8），清除移位的组织碎片、血凝块、口腔分泌物等，同时松解伤员的颈、胸部纽扣。

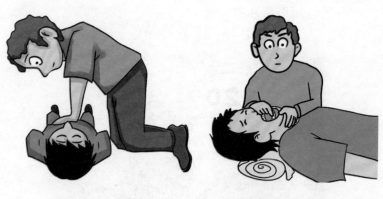

图9-7　心肺复苏术　　　　　图9-8　摘除义齿

（3）脊椎受伤者，搬运时，要将伤者平卧放在帆布担架或硬板上（图9-9），以免受伤的脊椎移位、断裂造成截瘫，招致死亡。

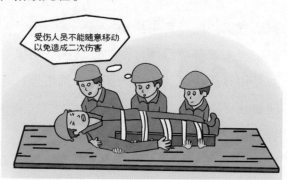

受伤人员不能随意移动以免造成二次伤害

图9-9　脊柱受伤者搬运

（4）伤者手足骨折，不要盲目搬动伤者。应在骨折部位用夹板把受伤位置临时固定，使断端不再移位或刺伤肌肉、神经或血管。以固定骨折处上下关节为原则，可就地取材，用木板、竹片等（图9-10）。

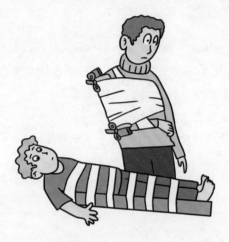

图9-10　就地取材

（5）复合伤要求伤者平仰卧位，保持呼吸道畅通，解开衣领扣。

（6）周围血管伤，压迫伤部以上动脉干至骨骼。直接在伤口上放置厚敷料，绷带加压包扎以不出血和不影响肢体血循环为宜。

三、现场救护误区导正

1. 不要盲目搬动伤者，移动伤者时要注意固定颈部、胸腰部脊椎，搬运时保持动作一致平稳，保持脊柱及肢体在一条轴线上，避免脊柱弯曲扭动加重伤情。

2. 创伤局部妥善包扎，但对疑似颅底骨折和脑脊液漏伤者切忌作填塞，以免导致颅内感染。

知识拓展 📖

如果自己不慎发生高空坠落，如何最大限度减轻伤情？

如果不慎发生高空坠落，应采取以下方法自救：

（1）尽量抓住其他物体，减缓冲击力；

（2）尽量避免头部着地；

（3）尽量用四肢保护内脏，身体外侧着地。

第十章　煤气中毒

第一节　煤气中毒的概念

一、什么是煤气中毒

一氧化碳俗称煤气，煤气中毒即为一氧化碳中毒。一氧化碳主要存在于煤气中，为无色、无味的气体。一氧化碳经呼吸道进入血液与血红蛋白结合，形成稳定的碳氧血红蛋白（图 10-1）。一氧化碳与血红蛋白的亲和力是氧气与血红蛋白亲和力的 200 多倍，能使红细胞失去携氧功能，同时，碳氧血红蛋白的解离速度约是氧合血红蛋白解离速度的 1/300，易造成碳氧血红蛋白在体内蓄积，从而导致人体无法正常呼吸。当人意识到一氧化碳中毒时，往往为时已晚，因为支配人体运动的大脑皮层最先受到麻痹，使人无法自主运动，因此，一氧化碳中毒者往往无法进行有效的自救。

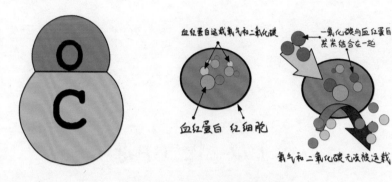

血红蛋白运载氧气和二氧化碳

一氧化碳与血红蛋白
紧紧结合在一起

血红蛋白 红细胞

氧气和二氧化碳无法被运载

图 10-1　一氧化碳中毒原理

二、高发现场

　　煤气中毒（图 10-2）多发生于家中，常见于冬天用煤炉取暖、家用燃气泄漏、使用液化气热水器洗澡时，门窗紧闭，通风不良时容易发生。

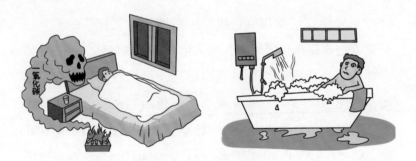

一氧化碳

图 10-2　煤气中毒

三、现场环境风险

　　1. 有人煤气中毒后，应将中毒者迅速带离中毒环境，并用湿毛巾捂住口鼻自我防护（图 10-3）。

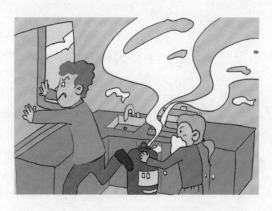

图 10-3　脱离中毒环境并自我防护

　　2.若发现有煤气泄漏时,切勿触动任何电器开关(如开、关灯);切勿使用火柴或打火机;切勿在室内使用电话或手机;切勿开启任何煤气用具;切勿用明火检漏,以防引起爆炸（图 10-4）。

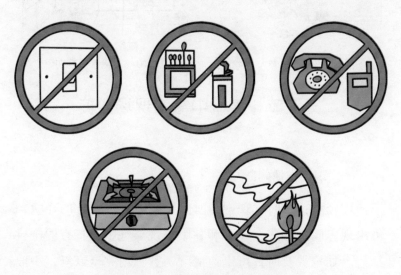

图 10-4　煤气泄漏禁止以上操作

四、现场重点人群

煤气中毒的高危人群主要为相关知识缺乏者，如独居老人、儿童及在北方的南方务工者。发生煤气中毒的以独居老人及儿童为多，由于缺乏预防煤气中毒的相关知识，老人独居在老式缺乏通风排气装置的房子里（图10-5），儿童沐浴热水器装在浴室内（图10-6），冬季使用煤炉烤火或不喜开窗通风等最易发生煤气中毒。

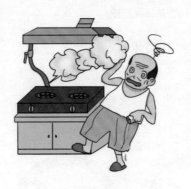

图 10-5 独居老人

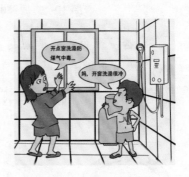

图 10-6 热水器装在浴室

第二节 煤气中毒的现场救护

一、现场伤情判断

1.轻型：及时发现中毒时间短，表现为中毒的症状，可出现虚脱或昏迷。皮肤和黏膜呈现煤气中毒特有的樱桃红色。如抢救及时，可迅速清醒，数天内完全恢复，一般无后遗症状。

2.重型：发现时间过晚，吸入煤气过多，或在短时间内吸入高浓度的一氧化碳，患者呈现深度昏迷，各种反射消失，大小便失禁，四肢厥冷，血压下降，呼吸急促，可能会很快死亡。一般昏迷时间越长，预后越严重，常留有痴呆、记忆力和理解力减退、肢体瘫痪等后遗症。

二、现场救护

1.迅速脱离中毒环境

立即打开门窗（图10-7），转移患者到通风良好、空气新鲜的地方，注意保暖。查找煤气漏泄的原因，排除隐患。

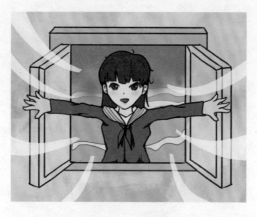

图10-7　开窗通风

2.呼救，并保持呼吸道通畅

拨打"120"急救电话。神志清楚者，应安静休息，避免活动后加重心肺负担及增加氧的消耗量。对神志不清者，松解衣扣，头偏一侧保持呼吸道通畅，及时清除口鼻分泌物，防止呕吐物吸入呼吸道引起窒息（图 10-8）。对于昏迷状态或有抽搐症状的患者，可在其头部放置冰袋，以减轻脑水肿。

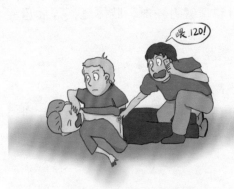

图 10-8　呼救并保持呼吸道通畅

3. 及时进行心肺复苏术

对呼吸心脏骤停的中毒者应立即行心肺复苏术（图10-9）。

4. 转送

及时将中毒者送往具备高压氧治疗条件的医院（图10-10）。

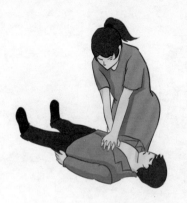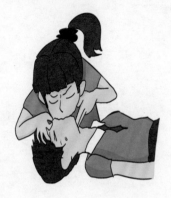

图 10-9　心肺复苏术

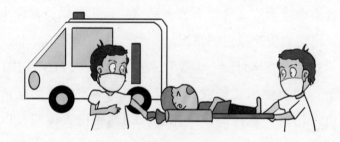

图 10-10　转送

三、现场救护误区导正

1.冷水冷空气刺激：煤气中毒者体内已经积存了太多的一氧化碳，不是靠冷水或者冷空气就能"唤醒"的，相反一定要注意中毒者的保暖（图 10-11）。

2.昏迷醒来后并不代表没事：煤气中毒者陷入昏迷被救醒之后，一定不能终止治疗。当煤气中毒者昏迷时，体内的血液已经含有大量的一氧化碳，虽然被抢救回来，但

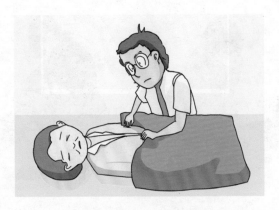

图10-11　注意保暖

是若不继续治疗，会留下很多后遗症，比如说经常性头疼或者记忆力快速减退的情况。

3.切勿触动任何电器开关（如开、关灯）（图10-12）；切勿使用火柴或打火机；切勿在室内使用电话或手机；切勿开启任何煤气用具；切勿用明火检漏，以防引起爆炸。

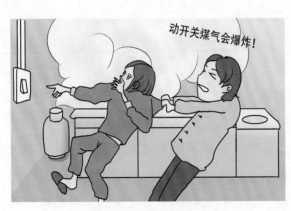

动开关煤气会爆炸！

图10-12　切勿触动任何开关

　　在日常生活中，有人认为睡觉时在炉火边放一盆水可以防止煤气中毒，这是真的吗？

　　这种说法是错误的，因为一氧化碳不易溶于水。

　　正确的预防措施是：

　　（1）在冬季用煤炉取暖时，煤炉首先要装上烟筒，并检查煤炉和烟筒是否漏气，烟道有无堵塞，是否通畅，并根据当地风向确定排烟方向，以防倒灌风。

　　（2）俗话说"宁可冷清清，不能烟熏熏"。晚上睡觉，不要堵上炉火的风门，屋内要设通风口，注意室内空气的流通。

　　（3）刚刚生着的煤炉，最容易产生一氧化碳，应及时打开窗户通风，等炉火着旺后，再封火，切不可用湿煤封火。封火后对燃烧未尽的炉灰，应及时清理。

　　（4）家庭用火炕取暖，要注意火炕的密封情况，做到不漏气，排烟顺畅。

　　（5）要做到定期检查烟筒和烟囱是否漏气，是否堵塞。长时间停火再生火时一定要检查烟筒和烟囱。确保自身的安全。

　　（6）不要将燃气热水器安装于密闭浴室或通风不良处。

第十章
煤气中毒

第十一章　交通事故

第一节　交通事故伤的概念

一、什么是交通事故伤

交通事故造成的人体损伤称为交通事故伤，简称交通伤。交通事故，通常是指汽车车祸。交通事故是最严重的意外伤害（图11-1），如今已成为社会公害，是城市人

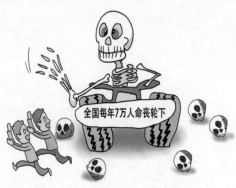

全国每年7万人命丧轮下

图 11-1　最严重的意外伤害

口死亡的四大原因之一。严重的交通事故可导致人员伤亡，伤情以颅脑外伤、脊柱骨折、胸部损伤为主，多发生骨折，同时可能伴有烧伤等复合伤。尤其是海难、空难事故中的伤者大多伤势严重，死亡率极高。世界卫生组织明确指出：道路交通安全是一个严重的人类健康问题。

二、高发现场

交通事故（图 11-2）多发生于交通工具运行的现场，如公路、铁路、航空意外等。

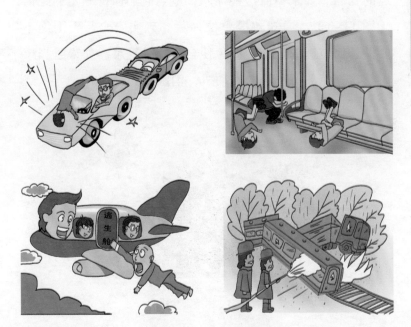

图 11-2　各种交通事故

三、现场环境风险

交通事故后的危险因素包括车辆、危险物质、火灾、灰尘以及伤员的血液和体液等。救援人员应具备自我保护意识，采取有效措施避免自身和其他人员受到伤害，将救援过程中受伤和受感染的危险降到最低。

1. 车辆交通事故现场的爆炸中毒风险：交通事故现场若有危险液体漏出或毒气溢出，都可使情况更为复杂。大多数装载危险物的汽车都会有明显的警告标志，注明所载运的物品。如果不懂这些标志，应与它们保持一定的距离（图11-3），通知救援单位，除非确实安全，否则绝不要做任何救援的尝试，以免使自己身处险境。如果是当事人，首先应关掉车辆的发动机，消除火灾隐患。

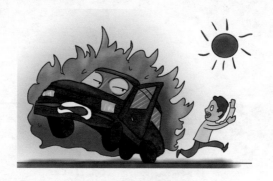

图 11-3　保持安全距离

2. 禁止横穿公路接近伤员，普通公路应在现场后方100米处设事故警戒标志，高速公路应在现场后方200米处设事故警戒标志（图 11-4），并设大型防撞路障措施后方可施救。

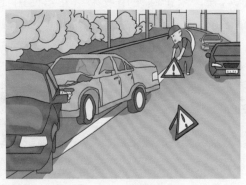

图 11-4　设立警戒标志

3.事故车辆倾翻有坍塌风险时,严禁施救者单独施救。

四、现场重点人群

1.司机

每个人都可能成为司机，截至 2018 年 12 月，我国机动车保有量达 3.04 亿辆，机动车驾驶人达 3.71 亿人，其中汽车驾驶人 3.28 亿人。司机是交通工具的操控者，是交通事故发生的最直接的当事人。只要是司机，就需要掌握正确的公路交通规则和交通事故急救措施。酒后驾驶、疲劳驾驶、超速驾驶、车辆超载是交通事故发生的最常见的原因。

2.儿童

有数据显示我国每年有超过 1.85 万名 14 岁以下儿童

死于交通事故。在国内,儿童安全座椅使用率不足30%(图11-5)。孩子在车辆视线盲区停留(图11-6),大人怀抱孩子坐副驾驶,未正确使用或未给儿童使用安全座椅等都是造成儿童交通事故死亡的重要原因。

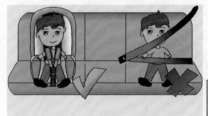 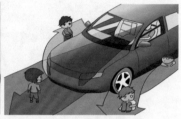

图 11-5　使用儿童安全座椅　　　　图 11-6　避开视线盲区

五、现场伤情判断

1. 轻微事故:仅有轻伤,如刮擦、皮外伤,轻度出血。

2. 一般事故:有重伤人员,表现为骨折、大出血、脑震荡等,伤者出现疼痛、头晕、不能移动,甚至昏迷。

3. 重大事故:有轻、重伤员,也有人员已经死亡或出现呼吸心脏骤停。

4. 特大事故:大量人员死亡或重伤。

第二节　交通伤现场救护

一、现场救护

重大交通事故引起的群死群伤常由消防、公安、医疗等多部门联合施救。作为第一目击者，现场救护的顺序为紧急呼救－保护现场－查看伤情－现场急救－转运伤员。

1. 紧急呼救

同时拨打"110"报警电话及"120"急救电话或"122"交通事故报案电话（图11-7），必要时拨打"119"，注意要清楚地表达案发地点和伤员的数量及严重程度。

2. 保护现场

事故发生后，应注意保护现场，可以将重要物证和现场情况拍下来，以便给事故责任划分提供可靠依据，协助交警调查（图11-8）。

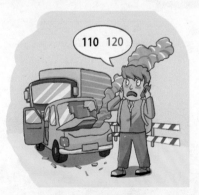

图11-7　紧急呼救

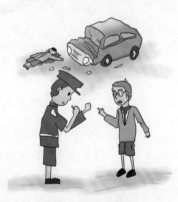

图11-8　协助调查

3.查看伤情

切勿盲目移动伤员（图11-9），除非现场环境危及生命，如汽车着火，有爆炸可能。但必须确保自身安全。如有脊柱损伤伤员不能对其拖、拽、抱，应使用枕头或布包固定其颈部避免脊髓损伤加重，导致截瘫。伤员量大时，必须进行伤情分类，分轻重缓急进行救护。现场无法进行的急救在分类检伤后，要尽快送医院抢救。

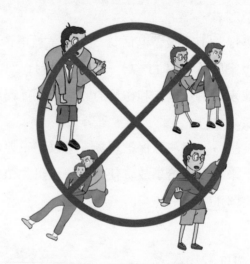

图11-9　切勿盲目移动伤员

4.现场急救

交通伤现场处理的正确与否是救治成功的关键和基础，实行先救命后治伤的原则。一旦伤员的呼吸心跳停止，应立即对伤员进行心肺复苏；对意识丧失者，宜用手帕或纸巾清除口鼻中的泥土、呕吐物、假牙等，随后让其侧卧或俯卧；对呼吸困难、缺氧并有胸廓损伤、胸壁浮动（呼吸反常运动）者，应立即用衣物、棉布充填，并适当加压包扎，以限制浮动；对意识清醒的伤员，可询问其伤在何处（如疼痛、出血、何处活动受限），并立即检查患处，进行对症处理。

正确的止血、包扎、固定、搬运，能在急救专业人员到来之前，为伤者争取一线生机。

（1）止血：当伤者四肢出现大出血的情况，可以把受伤的肢体高高抬起以减少流血量，还可以通过指压止血法，用手紧紧地按住肢体近心端的大动脉处，以减少出血量，避免伤者因为流血过多而休克，指压止血法只能起到暂时止血的作用，要进一步止血（图11-10），还需要一根止血带，来把流血的大动脉牢牢拴住。

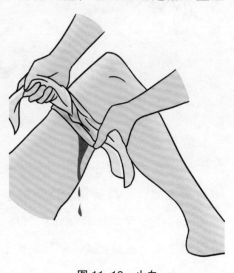

图11-10　止血

（2）包扎：可以用毛巾、方巾或其他物品暂时替代止血带，将不易折断的木棒或橡皮管等物品插入打结处系紧，转动木棒等直至止血，再用其他布条将木棒固定，再在止血带上写上捆绑时间，每隔30分钟松开一次放松一下后再系紧（图11-11）。

（3）固定：骨折固定时切莫使用凹凸不平的夹板，这样不仅会让伤者感觉不舒服，还有可能硌到骨骼断裂处给受伤的肢体造成二次伤害（图11-12）。

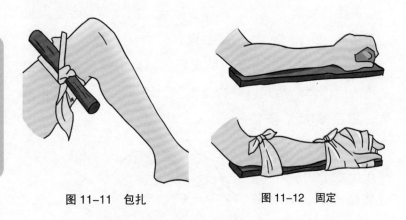

图 11-11　包扎　　　　　　图 11-12　固定

5. 转运伤员（图11-13）

确定伤者是否还有意识、呼吸脉搏、受伤部位，再确定救援方案，是搬运伤者之前的第一要务。搬动伤者的过程中一定不要触动伤者受伤的肢体，在移动骨折伤者之前，可以通过伤者的疼痛感，来判断他的颈椎和腰椎是否受伤，一旦伤者意识清醒，但失去知觉，很有可能是颈椎腰椎受伤，此时切忌搬运伤者。当把伤者搬出车外后，在等待医护人员到来之前，尽量让伤者保持最舒适的姿势，以减轻伤痛。

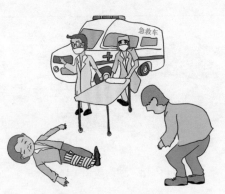

图 11-13 转运伤员

二、现场救护误区导正

1. 当发现伤者口耳鼻出现流血时千万不要去堵塞，此时应让淤积的血液自然流出，一旦堵住流血处，会导致颅腔内部血液淤积，严重者会有生命危险。

2. 当头部、胸腹、四肢等部位扎入尖锐物体时，切忌拔出尖锐物体，一旦拔出会加速伤口流血，反而会加重伤者伤势，也不要用水清洗扎入尖锐物体的创口，否则会让创口周围的细菌随清水流入，从而增加感染概率。若是紧急情况，可以用折叠起来的硬纸团、矿泉水瓶等，迅速做出环状保护套，环状保护套的边框，一定要高于露在皮肤外面的尖锐物，当尖锐物体被包裹之后，可以用毛巾、方巾或其他物品紧紧固定住保护套，防止扎进身体的尖锐物体来回移动（图 11-14）。

3. 切莫使用没有弹性的带子或过细物品进行包扎，另外包扎方式很重要，不要系死结，也不要包扎过紧，这样

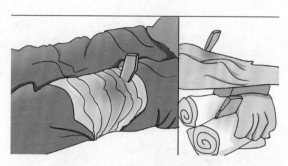

图 11-14 切勿拔出尖锐物体

会让包扎物深深地陷入皮肤里，并给后面的医护人员的拆解带来很大的麻烦（图 11-15），如果长时间没有解开，会导致肢体供血不足，造成受伤的肢体缺血性坏死，最终会让伤者有截肢的危险。

4. 如果伤者昏迷，且具体伤情还不明确，不能随意搬动伤者（图 11-16），那样很容易给伤者带来二次伤害。

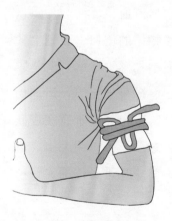

图 11-15　正确包扎方法

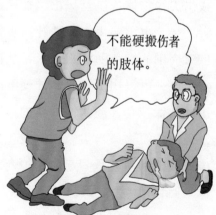

不能硬搬伤者的肢体。

图 11-16　不要随意搬动

如何树立防御性驾驶的观念?

（1）行车前仔细检查，观察车辆周围有无行人，轮胎是否有磨损与漏气，车底座是否有其他物品等。

（2）上车后检查安全带、后视镜等。一定要系安全带。若有儿童，要配备专用的安全座椅，儿童不要坐前排，更加不能让大人抱着坐前排。

（3）在车内配备相关紧急救护工具。

（4）行车时遵守交通规则。保持车距，防止追尾，天气、路况、车况不佳或驾驶员状态不好时，要在原有基础上继续增加距离。

（5）路口及时减速避让。眼神离开正前方不要超过四秒，车辆指示灯在变道、转弯时提前打开。

（6）不过分依赖信号灯，行车时眼观六路，耳听八方。扫视四周，及时减速，避让行人与大货车。

（7）夜间行车，远近光灯交替使用，会车时不要打开远光灯，而应开近光灯。

（8）不能在开车的时候打电话，忌酒后驾驶，避免疲劳驾驶，谨慎服用药物。

（9）提醒车内人员不要在行驶过程中将身体部位伸出窗外。提醒他们在下车时要环顾四周。

（10）车辆定时检查，确保车辆本身安全。

第十二章 洪 灾

第一节 关于洪灾

一、洪灾

洪灾（图 12-1）具有明显的季节性、区域性和可重复性。中国是世界上多暴雨的国家之一，洪灾常发生在年降水量较多、汛期集中在 6~9 月的东部地区。洪灾具有很大的破坏性和普遍性，不仅对社会有害，甚至能够严重危害相邻流域，造成水系变迁。并且，在不同地区均有可能发生洪灾，包括山区、滨海、河流入海口、河流中

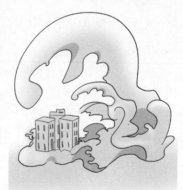

图 12-1 洪灾

下游以及冰川周边地区等。人类不可能根治洪水灾害，但通过各种努力，可以尽可能地缩小灾害的影响。

二、现场环境风险

由于暴雨、山洪，短期内江河水位迅速上涨，建筑物被淹，房屋倒塌。暴雨来临时，又往往夹着雷击、龙卷风等，因此一旦发生洪灾，很容易发生坍塌、溺水、雷击伤、触电、虫蛇咬伤、外伤等意外。伤病员多处于残垣断瓦、疾风暴雨、洪水激流等非常危险的境地，施救者往往同时也是受灾者，因此，须在确保自身安全的情况下正确施救。要注意以下几点：

1. 不要试图游泳逃生或施救溺水者。

2. 不要攀爬带电的电线杆、铁塔自救（图 12-2）。

3. 发现高压线铁塔倾斜或者电线断头下垂时，一定要迅速远避，防止直接触电或因地面"跨步电压"触电。

4. 不要爬到泥坯房的屋顶。

5. 不要在即将倒塌的房屋下避险或施救（图 12-3）。

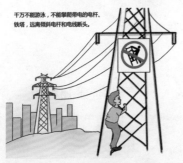

图 12-2　不要攀爬带电设备自救

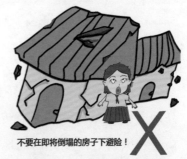

图 12-3　不要在危房下避险

第二节　现场逃生自救

一、现场逃生自救

1. 沉着冷静

根据当地电视、广播等媒体提供的洪水信息，结合自己所处的位置和条件，冷静地选择最佳路线撤离（图12-4），不要受到其他避难人员的影响，让自己陷入恐惧之中，不要贪恋财物，避免出现"人未走水先到"的被动局面。

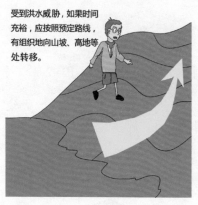
受到洪水威胁，如果时间充裕，应按照预定路线，有组织地向山坡、高地等处转移。

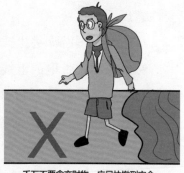
千万不要贪恋财物，应尽快撤到安全处避险。

图12-4　选择最佳路线撤离

2. 安全躲避

洪水到来时，来不及转移的人员，要就近迅速向山坡、高地、楼房、避洪台等地转移，或者立即爬上屋顶、楼房高层、大树、高墙等高的地方暂避（图12-5）。

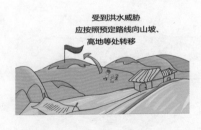

受到洪水威胁
应按照预定路线向山坡、
高地等处转移

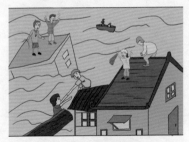

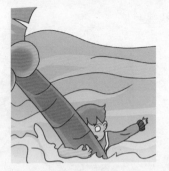

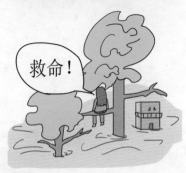

救命！

图 12-5 安全躲避

3. 积极逃生

关闭电闸，迅速找一些门板、桌椅、木床、木盆、大块的泡沫塑料等能漂浮的材料扎成筏逃生。如已被卷入洪水中，一定要尽可能抓住固定的或能漂浮的东西，寻找机会逃生（图 12-6）。

4. 及时求助

保存好尚能使用的通信设备，利用通信工具寻求救援；无通信条件时，想办法向外界发出紧急求助信号，可制造烟火、来回挥动颜色鲜艳的衣物或集体同声呼救（图 12-7）。

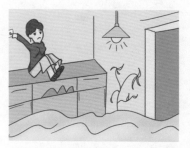
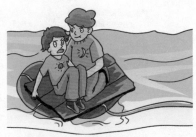

图 12-6　积极逃生

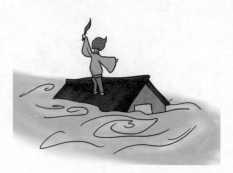
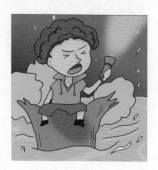

图 12-7　及时求助

二、现场救护要点

洪灾现场如果发现有创伤、淹溺、出血事件，在确保环境及自身安全的情况下按照以下原则处理。

1. 迅速将伤病员转移到安全环境。

2. 清除伤病员口鼻内泥沙等，保持呼吸道通畅，有呼吸心脏骤停者，立即进行心肺复苏术。

3. 大出血者须立即止血，骨折者包扎固定后再转运，有颈椎及脊柱损伤者注意保护。

第十三章 火灾

第一节 关于火灾

一、火灾

火灾（图13-1）既是天灾，又是人祸。在各种自然灾害中，火灾是一种不受时间、空间限制，发生频率最高的灾害。火灾不仅烧毁财物，造成严重的经济损失，而且容易导致人的死亡、残障和心理创伤。火灾造成人类死亡的直接原因主要有烟雾中毒窒息死亡和火烧死亡；火灾造成人类死亡的间接原因有跳楼摔死（高楼失火、缺乏自救知识，走投无路跳楼），

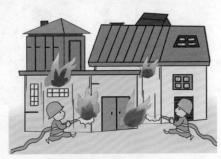

图13-1　火灾

还有因火灾引起的触电、煤气泄漏、玻璃碎片及建筑物倒塌造成的伤害。

二、高发现场

火灾常见于家庭失火、高楼失火、人员密集场所失火、汽车失火、森林火灾（图 13-2）。

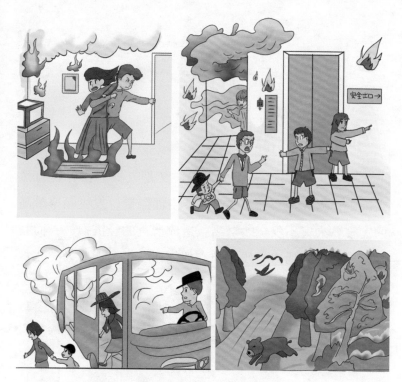

图 13-2　火灾高发现场

三、现场环境风险

救援人员在火灾现场救援时首先必须对现场环境进行评估，注意自身安全的防护，避免自身伤亡。当自身遭遇火灾时，也应知晓正确的灭火方式。

1.电器起火时，要先切断电源，再用湿棉被或湿衣物将火压灭。电视机起火，灭火时要特别注意从侧面靠近电视机，以防显像管爆炸伤人（图13-3）。

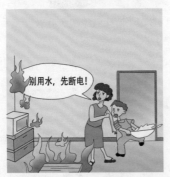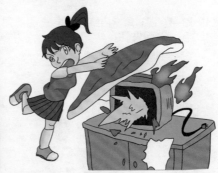

图13-3　电器起火先断电，谨防爆炸

2.逃生通道被切断，短时间内无人救援时，应关紧迎火门窗，用湿毛巾、湿布堵塞门缝，用水淋透房门，防止烟火侵入（图13-4）。

3.液化气罐着火，除可用浸湿的被褥、衣物等捂压外，还可将干粉或苏打粉用力撒向火焰根部，在火熄灭的同时关闭阀门（图13-5）。

4.逃生时，应用湿毛巾捂住口鼻，背向烟火方向迅速离开。森林火灾应逆风逃生（图13-6）。

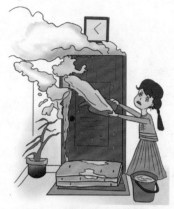

图 13-4 湿布堵塞门缝，防止烟火侵入

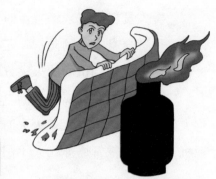

图 13-5 液化气罐着火扑救

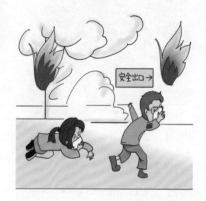

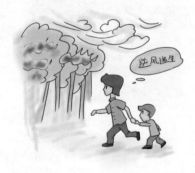

图 13-6 正确逃生

5. 不要围观火场，以免妨碍救援工作，或因爆炸等原因受到伤害。

四、现场重点人群

1. 儿童：每年由儿童玩火引起的火灾不在少数，如何

160

教育"熊孩子"注意消防安全应该成为我们关注的焦点。现实生活中要教育孩子不能随便玩火，不能随便燃放烟花爆竹；教育孩子正确使用电器、燃气炉灶等火源、热源的方法，并告知发生火灾时的逃生方法（图13-7）。

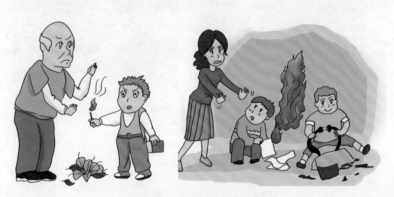

图13-7 教育儿童防火常识

2.老人：老年人是火灾事故多发的主要群体。当前，有些老年人处于独居状态，由于行动能力较弱，反应迟缓，加之有的长期卧病在床，自身没有养成良好的消防安全习惯。多数老年人与子女分开生活，其中多数的老房子为耐火等级低的砖木结构或木结构建筑，火灾荷载较大，发生火灾的概率较大。此外，部分老年人在日常生活中用火用电不规范，如卧床吸烟（图13-8），使用取暖器、电热毯不当（图13-9）等造成火灾，他们无法及时正确逃生。他们对各类产品的使用性能、安全常识等掌握不熟练，不能按照产品说明书的要求正确使用；有的家用电器已过了安全使用期，他们并未及时更换，从而产生新的安全隐患。

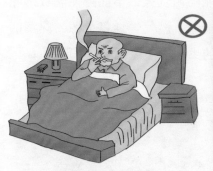

图 13-8　卧床吸烟　　　　图 13-9　电热毯使用不当

第二节　火灾的现场急救

一、现场逃生

1. 求救

一旦发生火灾，立即拨打"119"（图 13-10）。

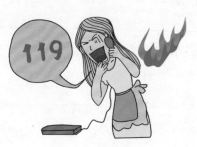

图 13-10　求救

2. 切断起火源

遇到火灾，首先要判断起火原因，如是电器起火引起的火灾，必须在第一时间关闭电源，否则一切逃生的方法都无法实施（图 13-11）。

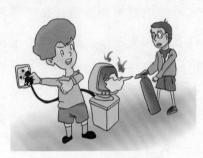

图 13-11　切断起火源

3. 寻找逃生的通道

如果火灾发生在凌晨，突然被火灾惊醒后，不要慌乱，冷静寻找逃生的方法，根据火势选择逃生的途径。选择安全通道逃生，不乘坐电梯（图 13-12）。

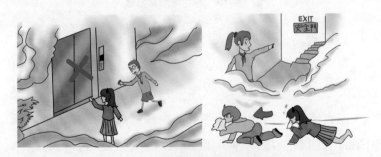

图 13-12　选择安全通道逃生

4. 避免浓烟雾窒息

被困在火灾现场时，迅速寻找湿毛巾或湿布蒙住鼻孔，减少因呼吸烟雾造成的伤害。如果发生火灾时在房间内一时找不到水源，可以应急在房间内找到水或饮料之类的水质倒在毛巾或其他能用的布块上捂住鼻子进行自救。如果有条件，用水将衣服和头淋湿，也可将毛毯大面积淋湿披在身上，效果更好。如果衣服着火，千万不要惊慌乱跑，应该立即把衣服脱掉或撕下；如果来不及脱下，马上边脱边就地打滚，用身体打滚的方法将火苗压熄灭；如果有水源，立即用水源灭火自救（图13–13）。

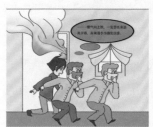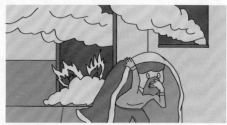

图13–13　避免浓烟雾窒息

5. 沉着冷静、就地取材

若已被困高楼无法逃生，切勿盲目跳楼。迅速利用身边的绳索或床单、窗帘、衣服等自制救生绳，并用水打湿后从窗台或阳台沿绳缓慢滑至下面楼层或地面。还可以利用阳台、窗台、屋顶等攀爬到周围的安全地点，沿着落水管、避雷线等建筑结构中的凸出物滑下楼。被迫跳楼时，要向有缓冲物的地方跳（图 13-14）。

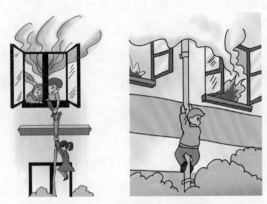

图 13-14　就地取材、正确逃生

二、现场伤情判断

烧伤是火灾中最常见的创伤。烧伤可造成局部组织损伤，轻者损伤皮肤，出现水疱、肿胀、疼痛，重者皮肤被烧焦，甚至血管、神经、肌腱等同时受损，呼吸道也可被烧伤。由烧伤引起的剧痛和皮肤渗出可导致休克，晚期可出现感染、败血症等并发症危及生命。

三、现场救护

烧伤现场急救的原则是先去除原因，脱离现场，冷却伤部，保护创面，保持呼吸道通畅。

1.迅速使伤员脱离火灾现场，置于通风良好的地方，清除口鼻分泌物和炭粒，保持呼吸道通畅。如发生缺氧和烟雾中毒，应迅速将伤者转移至空气新鲜、流通处，对呼吸心脏骤停者，应立即进行心肺复苏术。

2.火灾现场造成的损伤，主要是烧伤，烧伤按烧伤原则处理（详见本书第六章）。往往还伴有其他损伤，如煤气、油料爆炸，可伴有爆震伤；房屋倒塌，车祸时可伴有挤压伤；另外，还可造成颅脑损伤、骨折、内脏损伤、大出血等。在急救中，对危急病人生命的合并伤，应迅速给予处理，如活动性出血，应给予压迫或包扎止血。开放性损伤争取灭菌包扎或保护，合并颅脑、脊柱损伤者，应在注意制动下小心搬动。合并骨折者，给予简单固定等，有跳楼者按坠落伤处理（详见本书第九章）。

3.电烧伤时，首先要用木棒等绝缘物或橡皮手套切断电源，立即进行急救，维持病人的呼吸和循环。对出现呼吸和心跳停止者，应立即进行心肺复苏术。

四、现场救护误区导正

1.炒菜油锅着火时，应迅速盖上锅盖灭火（图13-15）。如没有锅盖，可将切好的蔬菜倒入锅内灭火。切忌用水浇，以防燃着的油溅出来，引燃厨房中的其他可燃物。

2.酒精火锅加添酒精时突

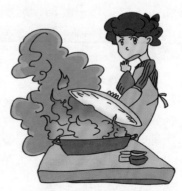

图13-15 油锅着火

然起火，千万不能用嘴吹，可用茶杯盖或小菜碟等盖在酒精罐上灭火。

3. 火灾时，不要贪恋财物，将宝贵的逃生时间浪费在穿衣或寻找、撤离贵重物品上（图 13-16）。

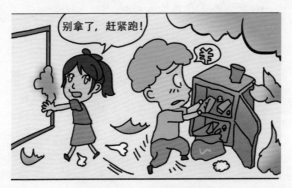

图 13-16　不贪恋财物

知识拓展

（1）家庭应备火灾逃生"四件宝"

家用灭火器、应急逃生绳、简易防烟面具、手电筒。将它们放在随手可取的位置，危急关头能派上大用场。

（2）火灾逃生自救黄金法则：

第一诀：熟悉环境，暗记出口

第二诀：通道出口，畅通无阻

第三诀：扑灭小火，惠及他人

第四诀：保持镇静，明辨方向，迅速撤离

第五诀：不入险地，不贪财物

第六诀：简易防护，蒙鼻匍匐
第七诀：善用通道，莫入电梯
第八诀：缓降逃生，滑绳自救
第九诀：避难场所，固守待援
第十诀：缓晃轻抛，寻求援助
第十一诀：火已及身，切勿惊跑

第十四章　群体事件

第一节　踩踏事件

一、踩踏事件

踩踏事件（图 14-1）指大量人流在拥挤空间活动时，由于某种因素发生秩序混乱，导致人群互相推挤踩踏，造成伤亡的事件。

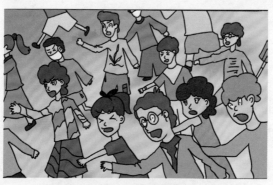

图 14-1　踩踏事件

二、高发现场

近年来，踩踏事故多发生于节日庆贺、宗教活动期间人群集中之地，也常由地震、爆炸等灾难事故诱发，偶发生于校园之中。由于现场突发意外情况，缺乏疏导管理，人们惊恐慌张，此时的个人在人流的旋涡中很难控制自己，一旦有人摔倒，就会像"多米诺骨牌"一样发生连锁效应，发生拥挤踩踏现象，导致严重踩踏事件发生（图 14-2）。

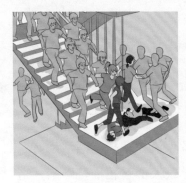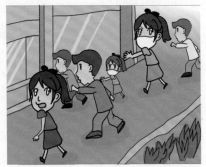

图 14-2　高发现场

三、现场环境风险

公共场所发生人群拥挤踩踏事件是非常危险的，当身处那些空间有限、人群又相对集中的场所时，一定要提高安全防范意识，确保自身的安全，一旦有人摔倒，就会发生连锁效应，发生拥挤踩踏现象，导致严重踩踏事件发生，因此，要在确认环境及自身安全的前提下方可施救（图 14-3）。

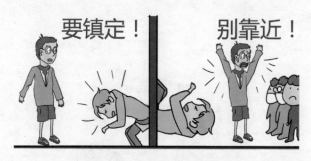

图 14-3　评估现场环境风险

四、现场重点人群

在历次的踩踏事件中，儿童妇女被伤害的比率很高。由于好奇心强、安全意识缺乏、无法意识到潜在危险，专门找人多拥挤处去探看究竟，造成不必要的人员集中而发生踩踏事件。

五、现场环境风险及自救

1. 避开人群

发生火灾、地震等灾难时不能盲目地随人流奔跑逃生，以免被挤压踩踏致伤。在人群中，遇到混乱局面，个人应尽量避开人群，向人流少或不同的方向疏散。组织大型集会时，组织者要做好应急准备，制订紧急应对措施，必要时限制人流，杜绝踩踏事件发生。

2. 疏散引导

公共场所如发生人群骚动、秩序混乱，应有人立即组织疏散引导，组成"人墙"，有序疏散，并维持秩序（图

14-4）。

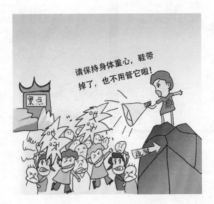

图 14-4　有序疏散

3.防范跌倒

已被裹挟到拥挤的人群中时，切记与大多数人的前进方向保持一致，不要试图超过别人，更不要逆行，避免被绊倒。在人流中行走时脚下要敏感，千万不能被绊倒，遇到台阶或楼梯时，尽量抓住扶手，防止跌倒，避免自己成为踩踏事件的诱发因素（图 14-5）。

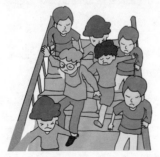

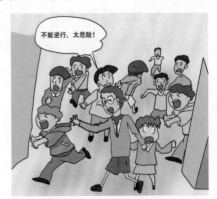

图 14-5　防范跌倒

4. 启动自我保护

在拥挤的人群中，双手交叉抱于胸前，保留安全间隙，避免胸肺受到挤压，保持呼吸道通畅并尽量保持身体平衡，随人流而动，如果身材矮小，还应踮起脚尖，看清前面情况，避免被盲目地挤来挤去摔倒。一旦被挤倒，应立即采取保护措施，不要惊慌，立即侧卧，身体缩成虾状，双手紧抱头部，这样可以减少可能被踩踏的面积，并有效保护人体最柔软的部位：颈部、胸部和腹部。等人群过后，要迅速爬起离开。如果你已经被挤倒且无法侧卧，也要尽量呈俯卧位，双手抱头，双肘尽量支撑身体，腰向上呈弓形，以尽量保护头、颈、胸、腹等重要部位（图14-6）。

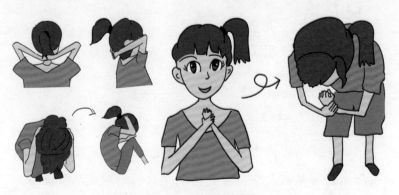

图14-6　启动自我保护

5. 危险预警

发现前面有人跌倒，应马上停下脚步，同时大声呼救，尽快让后面的人知道前面发生了什么事情，否则后面的人群继续向前拥挤，非常容易发生拥挤踩踏事故。同时，要及时采取保护已倒下的人的措施：由一人或几人迅速组成保护区或"人墙"，围住跌倒的人，使其立即站起来，以免踩踏致伤（图14-7）。

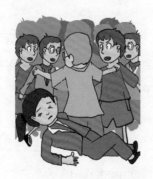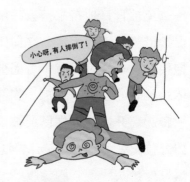

图14-7　危险预警

6. 保护妇女儿童

当带着孩子遭遇拥挤的人群，最好抱起孩子，避免在混乱中受伤。

六、现场伤情判断

对于踩踏事件中伤员的伤情判断，与交通事故伤或地震坍塌伤等基本类似，需要特别注意的是在踩踏事件中，伤员有可能多处或反复遭受严重踩踏、挤压，伤情可能较为复杂。机体在强大暴力作用下，一般伤情比较严重。伤者多见于多脏器损伤，如颅脑损伤、血气胸、脾脏破裂、肢体及肋骨骨折、脊柱损伤等。伤者的致残率及死亡率均很高。最初受伤的患者如得不到及时救助，混乱中遭受反复踩踏，伤情将不断加重。现场救护要分清主次、轻重、缓急。

七、现场救护

1. 呼救

当发生踩踏意外伤害时，不要惊慌失措，要保持镇静，立即拨打120、110向有关部门报告，并及时反馈现场的方位、伤员数量、伤情程度、处理情况等信息，同时向周围大声呼救，请求支援。

2. 快速疏散人群

散开围观人群，利用人体麦克法阻止人群继续向前拥挤，即发现有人倒下，立即高声呼叫"后退、后退"，其他人听到呼叫后跟着连续大声呼喊"后退、后退"，随着呼喊的人员增多，声音逐渐扩大，后面的人听到后，停止继续前行，这样避免再次有人被推倒，已经倒下的人也可以通过这个环节站起来，避免再次踩踏发生。

3. 紧急救护伤者

发现伤者应保持现场安静和空气流通，避免伤员受凉，紧急有序地撤离并就地评估伤势，避免不必要的搬动。移动压在上面的伤员时采取水平搬抬法，疑有颈椎损伤，注意头颈与躯体的中立位，不要使颈部扭曲和屈曲。未接受过紧急救护知识和技能训练者不可搬抬伤员，不规范的搬动可能造成颈椎或腰椎的二次损伤。对于存活的伤员，按要求止血、固定，妥善处理挤压综合征（crush syndrom，CS），尽快送医。在踩踏事故救治过程中要先救重伤者，若发现伤者呼吸心跳骤停，立即行心肺复苏术。

第二节　地震灾害

一、地震灾害

地震灾害是指由地震引起的强烈地面振动及伴生的地面裂缝和变形，使各类建（构）筑物倒塌和损坏，设备和设施损坏，交通、通信中断和其他生命线工程设施等被破坏，以及由此引起的火灾、爆炸、瘟疫、有毒物质泄漏、放射性污染、场地破坏等造成人畜伤亡和财产损失的灾害（图14-8）。地震灾害具有突发性和不可预测性，而且频度较高，会产生严重次生灾害，即地震造成的山体崩塌、

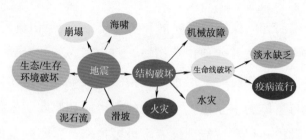

图 14-8　地震灾害

滑坡、泥石流、水灾等威胁人畜生命安全的各类灾害。地震是世界上最严重的自然灾害之一，我国是地震灾害严重的国家，因此普及现场急救知识就显得尤为重要。

二、现场环境风险及现场逃生

通常，一次地震的持续时间一般不超过 1 分钟。地震发生的最初 10~15 秒钟（平均 12 秒）内是上下的纵向震动，此时相对安全。逃生的时间平均只有这 12 秒钟。然后是破坏力极大的横向震动，建筑物倒塌都发生在这一时段。

地震发生时，最佳的自救方法是克服恐惧、就地自蔽。震时就近躲避，震后迅速撤离到安全的地方，是应急避震较好的办法。

1.避震时，要注意保护头部（图 14-9）。可以用双手将枕头、面盆、书包等顶在头上，护住头部。身体的正确姿势是蹲下或坐下，尽量蜷曲身体，降低身体重心；抓住桌腿等牢固的物体；保护头颈、眼睛、口鼻。

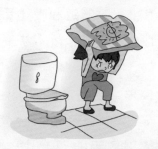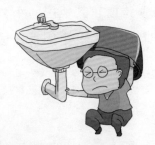

图 14-9　注意保护头部

2.室内避震应选择在室内结实、能掩护身体的物体旁，易于形成三角空间的地方（图14-10），开间小、有支撑的地方。比如蹲伏在写字台、课桌、床、衣柜、冰箱等高大坚固的家具旁（而不是家具下），以躲避坠落物的砸伤。还应迅速打开房门，以防房门变形而不能出逃。

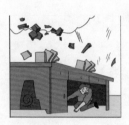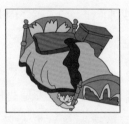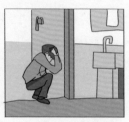

图14-10　室内正确避震

3.空旷的房间可躲在墙角处。因为这些地方在房屋倒塌时会形成倒塌物砸不到的死角，人躲在这里相对较安全。卫生间或厨房、过道、储藏室，快速关闭电源和煤气管道的阀门，然后躲在墙角。因为卫生间和厨房的房顶跨度较其他房间小，且有上下水管道和暖气管道穿行其间增加了牢固性、稳定性、抗震性，故不易倒塌伤人（图14-11）。

4.外墙、阳台不能躲，楼梯、电梯最危险（图14-12）。

5.不要随便点明火，甚至不能打手机，因为空气中可能有易燃易爆气体（图14-13）。

室内较安全的避震空间有：

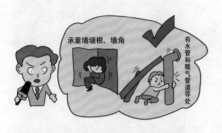

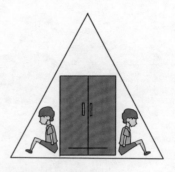

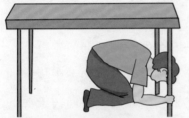

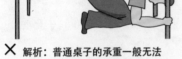

✗ 解析：普通桌子的承重一般无法阻挡坍塌的建筑物

✓ 解析：桌子、床能起临时支撑、缓冲作用，可趴在旁边

图 14-11　室内安全避震

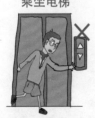

乘坐电梯

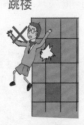

跳楼

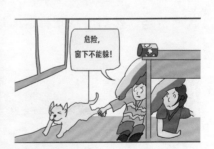

危险，窗下不能躲！

图 14-12　不安全避震

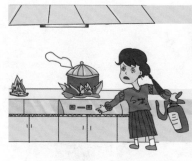
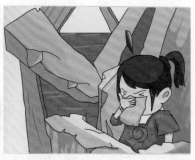

图 14-13　不点明火

6. 如果在工作岗位，应迅速躲藏于坚固办公桌下，或者坚固铁柜、机器旁，震后迅速撤离；工厂上班工人，要关闭机器，切断电源，躲避于安全处；特殊部门（电厂、氧气厂、化工厂、核反应堆等）按地震应急预案中规定的专业程序运作，在有毒气的化工厂区域内，要向污染源的上风处跑，以免中毒。

7. 在公共场所，如车站、影剧院、教室、商场、候车室、地铁等场所的人员，切忌乱逃，要保持冷静，就地择物（排椅、柜架等物）躲避，避开吊灯、电扇等悬挂物，伏而待定，然后听从指挥，有序撤离（图 14-14）。

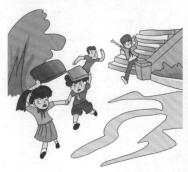
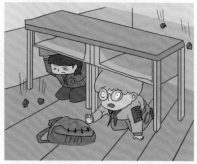

图 14-14　公共场所正确避震

8.室外避震，撤离到室外或正在室外的人员，要选择空旷地带下蹲或俯卧，降低身体重心，以免摔倒；不要盲目乱跑，避开人多的地方；不要随便返回室内。

远离高大建筑：高楼（特别是有玻璃幕墙的建筑）、烟囱、过街桥、立交桥、水塔、桥梁、高架路；远离危险场所：狭窄巷道、广告牌、商场的高大货架、吊车、高耸或悬挂物、高压电线、变压器、电线杆、路灯以及加油站、煤气站、仓库、化工厂等有毒、有害、易燃、易爆的场所（图14-15）。

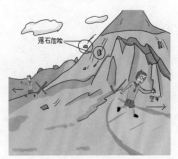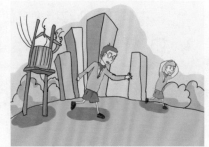

图14-15　室外正确避震

9.行驶的汽车内避震，抓牢扶手，以免摔倒或碰伤；降低重心，躲在座位附近；地震过后再下车（图14-16）。

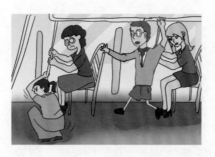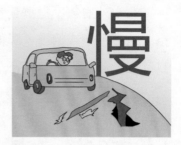

图 14-16　车内避震

三、现场救护

1. 现场救护的十大原则

（1）确保自身安全；

（2）听从专业救援人员的指导；

（3）先救近，后救远；

（4）先救易，后救难；

（5）先挖掘，后救治；

（6）先救命，后治伤；

（7）先救强壮人员、医务人员、军警、领导等，以增强现场组织、指挥能力，壮大救援力量；

（8）先救容易获救的医院、学校、旅社、招待所等人员密集的地方；

（9）成批伤员要及时检伤分类，根据伤情实施分级医疗救护、转送、分流；

（10）通气、止血、包扎、骨折固定、抗休克。

2. 现场救护要点

（1）清点人员，把被埋的人第一时间从废墟里救出来，早一分钟，就多一分希望。

（2）到废墟上倾听被困人员的呼喊、呻吟、敲物声，大致确定被困人员的位置，不要盲目乱挖乱扒，以防止意外伤亡。

（3）根据房屋结构，确定被困人员的位置，再进行抢救，以防意外伤亡。

（4）找到幸存者后，首先暴露头部，迅速清除口鼻内尘土，防止窒息，再暴露胸腹部以及其他部位，及时转移到安全地方。被压者不能自行爬出时，不要强拉硬拖，以免造成进一步受伤，尽量用小型轻便工具，避免重物利器伤人。

（5）对于埋压废墟中时间较长的幸存者，首先应输送饮料，然后边挖边支撑，注意保护幸存者的眼睛。

（6）危重伤员的救护：

①心跳呼吸停止者立即予以心肺复苏术；

②对于那些一息尚存的危重伤员，应尽可能在现场进行必要的救治，以维持生命体征的稳定，然后迅速送往医院和医疗点；

③休克者，应立即止血、取平卧位；

④昏迷者，应取侧卧位，以防窒息，但怀疑有脊柱脊髓损伤者禁用；

⑤头、胸、腹部损伤，经必要的处理后，迅速送医院；

⑥怀疑脊柱脊髓损伤，要采用正确的保护、搬运方法，切忌生拉硬拽；

⑦肢体受压1小时以上，并出现肿胀等，应禁止活动，立即采取肢体固定措施，不要过紧，以防影响静脉回流，放平伤肢，严禁热敷，可暴露在凉爽的环境中，给予碱性饮料，尽快送医治疗；

⑧当发现一时无法救出的存活者，应留下标记，以待救援。

知识拓展

1. 地震前会出现哪些地震前兆

人的感官能觉察到的地震前兆，大多在临近地震发生时出现，如井水的升降、变浑，动物行为反常，地声、地光等。

（1）地下水异常

①水位、水量的反常变化，如天旱时节井水水位上升，泉水水量增加；丰水季节水位反而下降或泉水断流。有时还出现井水自流、自喷等现象。

②水质的变化。如井水、泉水等变色、变味（如变苦、变甜）、变浑，有异味等。

③水温的变化。水温超过正常变化范围。

④其他。如翻花冒泡、喷气发响、井壁变形等。

（2）生物异常

动物是观察地震前兆的"活仪器"，它们往往在震前出现各种反常行为，向人们预示灾难的临近。已发现有上百种动物震前有一定反常表现，其中异常反应比较普遍的有20多种，最常见的动物异常现象有以下几种：

惊恐反应：如大牲畜不进圈，狗狂吠，鸟或昆虫惊飞、非正常群迁等。

抑制型异常：如行为变得迟缓，或发呆发痴，不知所措，或不肯进食等。

生活习性变化：如冬眠的蛇出洞，老鼠白天活动不怕人，大批青蛙上岸活动等。

（3）电磁异常

电磁异常是指地震前家用电器出现失灵现象，如收音机失灵、手机信号减弱或消失、电子闹钟失灵等现象。

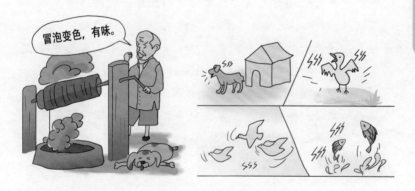

2. 废墟下的自我求生

一次地震过后，在房屋内躲避的人员大多将被埋在废墟之中，面对黑暗、恐惧、伤痛，甚至死亡的降临，应保持镇定。1分多钟后地震停止，如发现自己被废墟掩埋时，要有与死神打持久战的心理准备。

（1）被困时，保持头脑清醒，设法保持呼吸道畅通，可尽快用毛巾、衣服等捂住口鼻，防止烟尘造成的窒息。

（2）设法将四肢解脱出来，清理压在身上的物体，脱离危险区。一时不能脱险的，要设法牢固、支撑可能坠落的重物，防止重物坠落压身，造成二次伤害。若无力自救脱险时，应尽量减少体力消耗，等待救援。

（3）如有出血，将衣服撕成布条包扎受伤出血部位，对较严重的出血可用绑扎止血法，注意每隔1小时放松止血带5～10分钟，防止发生组织坏死。

（4）被埋在废墟下的幸存者不必大声呼救，因为外面的救援人员可能根本无法听到你的声音。一味绝望地哭喊只会白白消耗宝贵的体力。保持镇静，判断被埋前所处的位置，寻找求救、传递信息的办法。正确的方法是用砖石有节奏地敲击水管、暖气管或坚实的墙壁，通过震动传导通知外面的救援者，敲击时不必用力太大，既可节省体力，也能防止因震动引起的塌方。被埋入废墟后的精神状态很重要，顽强坚定的求生意志可以使人克服伤痛、战胜恐惧，坚持到救援的人员到来。

（5）收集废墟缝隙中流下的雨水，破裂水管中的积水，甚至排出的尿液以供饮用。人体在完全饥饿的条件下，一般可生存7天，要耐心等待救援人员的到来。

第三节　群体食物中毒

一、群体食物中毒

群体食物中毒是指在一定时间内，在某个相对的区域内，因食入或吸入特定有毒物质后，同时或相继出现3例及以上相同临床症状、体征者，有群体性、复杂性、紧迫性、共同性、艰苦性的特点。多数表现为肠胃炎的症状，并和食用某种食物有明显关系（图14-17）。

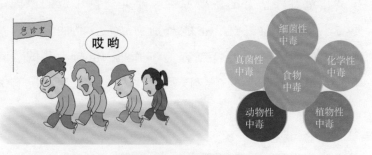

图 14-17　群体食物中毒

二、高发现场

群体食物中毒常发生在集体进餐的场所，如学校、餐馆、家庭聚餐等（图14-18）。

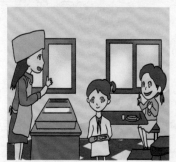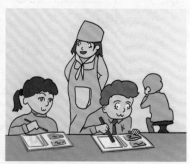

图 14-18　高发现场

三、现场重点人群

1.儿童

小儿中毒多为急性中毒，虽不属于儿童常见疾病，却是儿童意外伤害的主要原因。小儿急性中毒的原因主要与小儿无知、好奇、不能辨别物品与食品的异同以及善于用口咀嚼物体的特点有关。另外，也与小儿的饮食生活习惯、监护人的疏忽以及餐饮人员的卫生状况有关（图 14-19）。

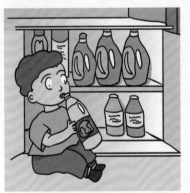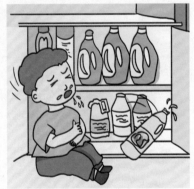

图 14-19　儿童中毒

2.老年人

老年人免疫力低下，胃肠功能退化，且老年人在生活上勤俭节约舍不得浪费，容易进食一些剩菜剩饭或是发霉变质的食物（图 14-20）。

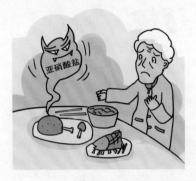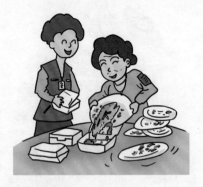

图 14-20　老年人中毒

四、现场环境风险

当发现现场群体食物中毒，应做适当的个人防护，如戴口罩、戴手套等，避免自身中毒。不要接近有暴力行为倾向的酒精中毒者，必要时报警协助。

五、现场伤情判断

群体食物中毒患者都有大致相同的临床表现，患者在相近时间、地点，都有食用过同样食物的经历。发病范围局限在食用该种中毒食物的人群，停止食用这种食物后，发病很快停止。

1. 消化道表现（图 14-21）：食物中毒后第一反应往往是腹部的不适，中毒者首先会感觉到腹胀，一些患者还会腹痛，个别的还会发生急性腹泻。与腹部不适伴发的还有恶心，随后会发生呕吐的情况。

2. 全身感染性表现（图 14-22）：有发热、畏寒、全

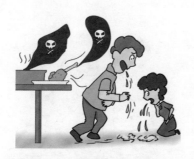

图 14-21　消化道表现

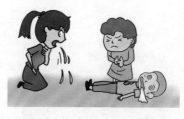

图 14-22　全身感染性表现

身不适、肌肉关节酸痛乏力、头晕、头痛、食欲下降等全身症状和胃肠道症状。吐泻严重的还可能发生脱水、酸中毒，甚至休克、昏迷等。

六、现场救护

群体食物中毒潜伏期较短，来势急剧，多数人短时间内同时或相继发病，在短时间内达到高峰。现场急救要遵循先重后轻的原则，在救护车到达之前，可以进行如下处理。

1. 救助重度中毒患者

检查患者的呼吸脉搏，若出现呼吸困难甚至呼吸停止，应立即行心肺复苏术。若患者昏迷，将其摆成"稳定侧卧位"（图14-23），保持呼吸道通畅。

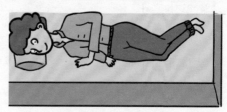

图 14-23　稳定侧卧位

2. 脱离毒物、立即呼救并上报

一旦有人出现上吐、下泻、腹痛等食物中毒症状，立即停止食用可疑食物的同时，立即拨打急救中心120呼救，如有大批食物中毒人员，应立即将情况上报卫生防疫部门（图14-24）。

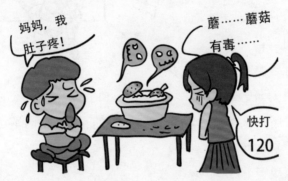

图14-24　呼救上报

3. 催吐

对中毒不久而无明显呕吐者，可先用手指、筷子等刺激其舌根部的方法催吐，或让中毒者大量饮用温开水并反复自行催吐，以减少毒素的吸收（图14-25）。如经大量温水催吐后，呕吐物已为较澄清液体时，可适量饮用牛奶以保护胃黏膜。如在呕吐物中发现血性液体，则提示可能出现

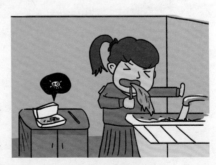

图14-25　催吐

了消化道或咽部出血，应暂时停止催吐。

4. 导泻

如果患者吃下去的中毒食物时间较长（如超过两小时），而且精神较好，可采用服用泻药的方式，促使有毒食物排出体外。用大黄、番泻叶

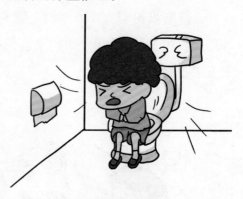

图 14-26　导泄

煎服或用开水冲服，都能达到导泻的目的（图 14-26）。

5. 解毒

如果是因吃了变质的鱼、虾、蟹等引起的食物中毒，可取食醋 100 毫升加 200 毫升水，稀释后一次服下。此外，还可把紫苏 30 克、生甘草 10 克一次煎服。若是误食了防腐剂或变质的

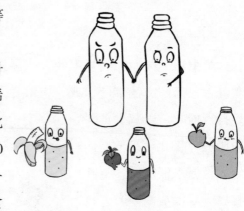

图 14-27　解毒

饮料，最好的急救方法是用鲜牛奶或其他含蛋白质的饮料灌服（图 14-27）。

6.保留食物样本、尽早送医治疗

去医院时带上怀疑有毒食物的样本，或者保留呕吐物、排泄物供化验使用，和患者一同进餐的人也要一起去医院进行检查（图14-28）。

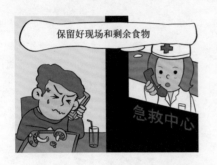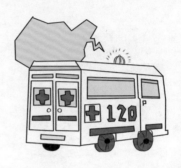

图14-28 保留样本，尽早送医

七、现场救护误区导正

1.不明毒物中毒时，不可自行乱服药物，应争分夺秒，立即送往医院抢救。

2.昏迷者严禁自行催吐和洗胃。

知识拓展

1.日常生活中常见的食物中毒

（1）动物性食物中毒：未经妥善加工的河豚、有毒鱼贝类食物中毒。

（2）细菌性食物中毒：隔夜变味的饭菜、腐烂变质的食物等。

（3）真菌性食物中毒：由真菌毒素引起食物中毒，常见于霉变甘蔗、变质银耳、木耳。

（4）植物性食物中毒：发芽马铃薯、毒蘑菇、未煮熟的四季豆。

（5）化学性食物中毒：食入含有化学性中毒物质的食品而引起，如铅汞。

（6）硝酸盐食物中毒：如小龙虾、蟹等。

（7）有机磷农药中毒：如鼠药中毒等。

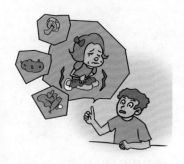
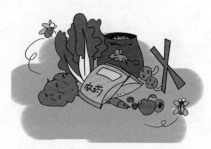

2. 如何预防食物中毒

（1）养成良好的卫生习惯，饭前要洗手。

（2）不要图便宜而购买无照商贩的食品。

（3）不要吃污染、变质、霉烂的食物以及病死、毒死和死因不明的畜禽肉类。

（4）凡是接触过生肉和生动物内脏的容器、用具等要及时洗涤消毒，严格做到生熟分开，防止交叉感染。

（5）合理安排饮食，荤素搭配，不要暴饮暴食，不要酗酒。

（6）吃水果、蔬菜之前一定要用清水洗干净，多冲几遍再吃，预防残留农药。

（7）野生食物别乱吃，如毒蘑菇、毒青蛙；有些食物一定要煮熟才能吃，比如扁豆、鲜黄花菜等。

（8）不是纯净的生水不要直接喝。

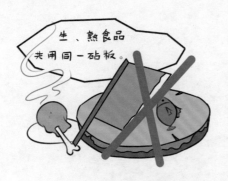

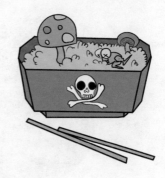

第四节　意外爆炸

一、意外爆炸事故

在生产活动中，人们由于不认识物质的危险特性或违反了正常操作规程，而意外地发生了突发性大量能量的释放，这种由于人为、环境或管理上的原因而发生和造成的财产损失、物质破坏或人身伤亡的事故，并伴有强烈的冲击波、高温高压和地震效应的事故，称为意外爆炸事故。

爆炸事故是一种突发的恶性事件，以民居发生率最高（图 14-29），爆炸造成的人员伤亡非常严重。不管是矿山的瓦斯爆炸还是生活中燃气造成的爆燃事故，都给人们留下了黑色的阴影。

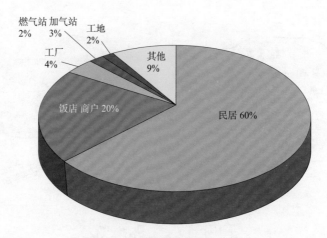

燃气站 加气站
2%   3%   工地
2%

工厂
4%

其他
9%

饭店 商户 20%

民居 60%

图 14-29　爆炸发生现场比例

二、高发现场

1.工业生产现场：锅炉爆炸事故，烟花爆竹工厂的爆炸事故，煤矿的瓦斯爆炸事故，化工厂、军工厂、弹药库的爆炸事故。

2.家庭生活现场：发生最为常见，多为燃气泄漏造成的爆燃事故，包括罐装煤气和管道煤气、沼气、高压锅爆炸，燃放烟花爆竹事故等（图 14-30）。

3.其他现场

（1）自然灾害：核泄漏造成的爆炸事故，泄漏原因源于地震的次生灾害。

（2）事故灾难：氢气球爆炸事故。

（3）社会安全事件：局部战争使用炸弹、导弹等强大的杀伤武器引起的炸伤，包括恐怖分子制造的爆炸事件。

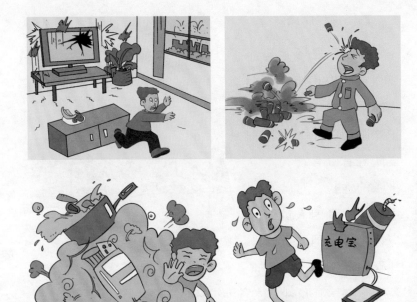

图 14-30　家庭生活爆炸现场

三、现场重点人群

1. 儿童

儿童好奇心强，使用电器不当容易引起爆炸。春节有燃放烟花的习俗，儿童容易造成鞭炮炸伤事故。

2. 老人

有老人的家庭，节俭意识比较强，很容易忽视这个安全隐患。老年人容易遗忘，平时日常使用，忘记关煤气阀门，在厨房没有明火的情况下，煤气浓度在空气中只要达到 5% ~ 15% 就会发生爆炸。这时引起煤气爆炸的原因可能仅仅是开关电器时肉眼难以看见的一瞬间的电火花。

四、现场环境风险

1. 爆炸现场尤其要注意防护有毒有害气体（图14-31）。防护好眼睛、呼吸道和皮肤等有毒有害气体进入的途径，对已发生气体中毒的人员，应快速转移到安全的地点进行急救。

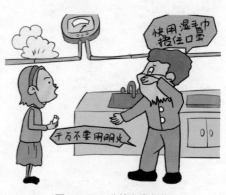

图 14-31　防护有毒气体

2. 燃气泄漏时，注意维护环境安全（图14-32），严

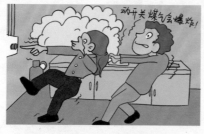
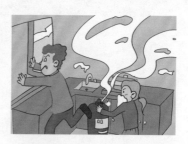
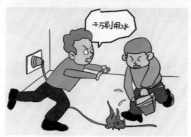
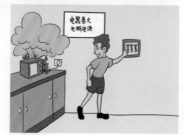

图 14-32　维护环境安全

禁一切明火，严禁拉电灯开关、打电话、开排风扇、拉闸、拔插销等可能发生电火花的行为。遇煤气罐输出管着火时，应用湿毛巾捂住口鼻，以防烟气吸入，并用另一块湿毛巾盖住燃烧处，关闭阀门，同时开窗通风。

3.电器爆炸起火时，不要用水灭火，一定要先切断电源，确保环境安全再予施救。

五、现场伤情判断

爆炸造成的人体损伤称"爆炸伤"，根据爆炸的性质不同，其造成的伤害形式多样，其中，严重的多发伤占较大的比例。

1.冲击伤

强大的冲击波作用人体会造成全身多个器官损伤，同时又因高速气流形成的动压，使人跌倒受伤，甚至肢体断离、肝脾破裂大出血导致休克等。

2.爆烧伤

由爆炸时产生的高温气体和火焰造成，严重程度取决于烧伤的程度。

3.爆碎伤

爆碎伤是指爆炸后直接作用于人体或由于人体靠近爆炸中心，造成人体组织、内脏、肢体破裂等，失去完整形态，甚至还有一些由于爆炸碎片穿透体腔，形成穿通伤，导致大出血、严重骨折。

4.有毒有害气体中毒

爆炸后的烟雾及有害气体会造成人体中毒。常见的有毒有害气体为一氧化碳、二氧化碳、氮氧化合物等。

六、现场救护

1.当听到或看到意外爆炸时，应背向爆炸地点迅速卧倒，如眼前有水，应俯卧或侧卧于水中，并用湿毛巾捂住口鼻，尽量保护自己（图14-33）。

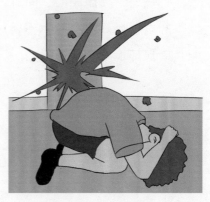

图14-33 保护自己

2.采取上述自救措施后，迅速撤离现场，防止二次爆炸的发生。事故发生后，幸存人员应镇定地统一撤离危险区（图14-34）。

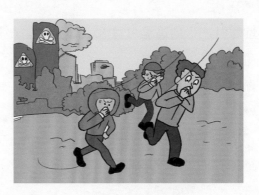

图14-34 统一撤离危险区

3.立即切断通往事故地点的一切电源，马上恢复通风，设法扑灭各种明火和残留火，以防再次引起爆炸。

4.爆炸产生的有毒有害气体导致的中毒者，应及时将其转移到通风良好的安全地区。

5.快速判断失去意识的人员是否还有呼吸，发现呼吸停止立即在安全处进行心肺复苏（图14-35），不要延误抢救时机。已经意识不清的伤者，要注意保持呼吸道的通畅，如果是坠落伤或头背部受伤，则要注意保护颈椎。

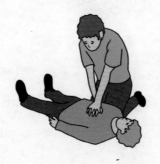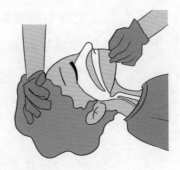

图14-35　心肺复苏术

6.报告与报警。爆炸伤多为突发事件，伤亡人数众多。必须立即报告政府应急机构，组成现场指挥部，统一指挥。交通、公安、消防、救援、医疗急救等各部门密切合作，希望最大限度地减少人员伤亡的损失。第一时间通过拨打紧急救助电话110、119、120、122或其他专线电话来达到上述目的。

7. 爆炸现场的急救原则是先救命、后治伤，先救重伤、后救轻伤，先救有救治希望的。有效地利用急救资源，尽快将重伤员送医院进行手术、输血等确定性的治疗。

8. 烧伤患者按烧伤处理原则（图14-36）。

9. 爆炸伤伤口的处理。尽量保存皮损、肢体，包括离断的肢体，为后期修复、愈合打下基础，最大限度地避免伤残和减轻伤残。颅脑外伤有耳鼻流血者不要堵塞，胸部有伤口随呼吸出现血性

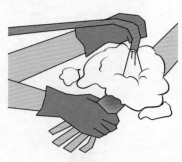

图14-36　烧伤处理

泡沫时，应尽快封住伤口。腹部内脏流出时不要将其送回去，而要用湿的消毒无菌的敷料覆盖后用碗等容器罩住保护，免受挤压，尽快送医院处理。

七、现场救护误区导正

1. 加油站里禁止使用手机打电话（图14-37）。

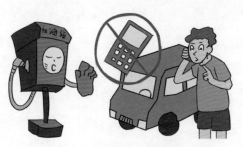

图14-37　加油站禁止用手机打电话

2.手机充电要注意散热，最好不要放在床上或一些保温物体上。

3.节假日放鞭炮要注意距离，避免伤到自己或误伤他人。

知识拓展

预防燃气爆炸的"小细节"

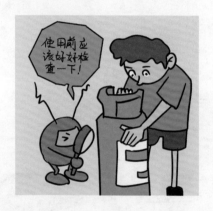

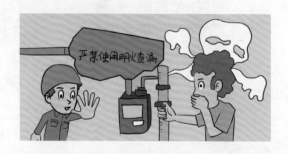

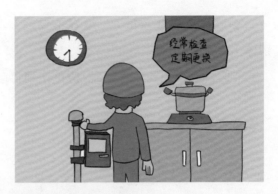

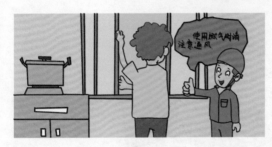

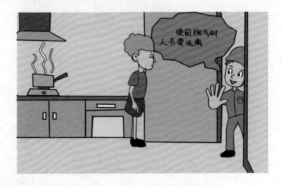

第十五章 转运与终止施救

第一节 转运

转运包括搬运和运输。事发现场的伤病员经过初步救护后，如何将他们安全转运，以及现场救护后如何搬运到救护车或其他运输工具内，要根据伤情选择适当的搬运方法和工具，及时、迅速地转运伤员，使患者脱离危险区。如果防止方法不当，将会加重伤病员痛苦，甚至加重损伤、致残、致死。

一、搬运工具

担架是搬运伤病员最常用的工具，但在突发事件的第一现场，我们往往无法取得专用的担架器材，而是需要就地取材，自制担架作为转运工具。自制担架通常有以下几种：

1. 木板担架（图 15-1）：可以使用表面平坦的木板、

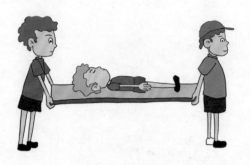

图 15-1　木板担架

门板或床板。大小超出伤病员的肩宽和人体高度即可，可配绷带和布带用于固定。

2. 毛毯担架（图 15-2）：在伤病员无骨折的情况下可以使用，毛毯也可用床单、被套等代替。

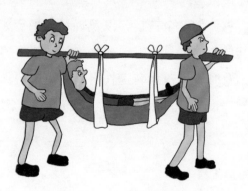

图 15-2　毛毯担架

3. 绳索担架（图 15-3）：取两根结实的木棍或竹竿，平行放置，再用坚实的绳索交叉缠绕在两根木棒之间，端头打结。

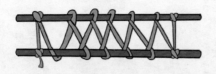

图 15-3　绳索担架

4. 衣物担架（图 15-4）：取两根木棒，将木棒插入向内翻成两管的大衣袖管内，再将衣身整理平整，即可制成一副衣物担架。

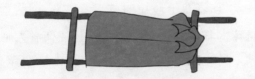

图 15-4　衣物担架

二、常用搬运方法

1. 徒手搬运法

用于搬运距离较近、伤情较轻、无骨折的伤员，重伤员不宜采用。当遇到受伤的人，既没有担架也没有同伴，经过简单的救护之后，在伤情不重但又走不了的情况下，可以采取下面的几种方法进行搬运。

（1）单人搬运法（图 15-5）

①抱持法，伤者一手搭在急救者肩上，急救者一手抱

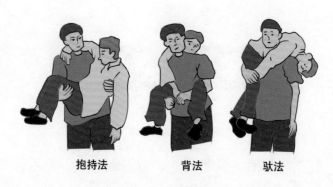

抱持法　　　　　背法　　　　　驮法

图 15-5　单人搬运法

住伤员腰背部，另一手肘部托住大腿。

②背法，将伤者双上肢拉向急救者胸部，前胸紧贴后背，伤者屈髋屈膝，急救者用双手和前臂托住伤者大腿中部。

③驮法，将伤员捎在肩上，其躯干绕颈部，同时牵住其下垂的上肢。

④扶持法（图 15-6）

对病情较轻，能站立行走的被救者可用此法。救护者立于被救者一侧，使其靠近救护者的一臂揽着颈部，用同侧手牵住，另一手伸过被救护者背部，扶持其腰，使其身体略靠向救护者。

⑤拖拽法（图 15-7）

先将伤者置于仰卧体位，然后

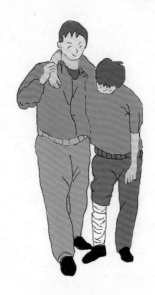

图 15-6　扶持法

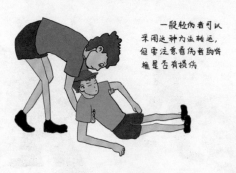

一般轻伤者可以采用这种方法转运，但要注意看伤者胸腰椎是否有损伤

图 15-7 拖拽法

站到伤者头部位置，将其头部慢慢抬起，用双手伸到其腋下，用上臂托住或夹住伤者的头，然后抓紧伤者腋下的上臂往后拖行；如伤者很重，可将双臂从伤者腋下环绕到其胸前双手抓紧，采用抱拽的方式向后拖行。

⑥四肢爬行拖拽法（图 15-8）

用皮带、围巾、绷带或三角巾将伤者的双手腕绑扎紧，然后跨跪在伤者身上，将头伸进伤者的双腕下，将伤者的双臂吊在自己的肩上，双手按地抬身，将伤者的头肩部尽量吊离地面，然后四肢蹲伏爬行。

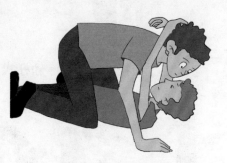

图 15-8 四肢爬行拖拽法

⑦除上述 6 种伤员的搬运方法外，还有毛毯拖行法（图 15-9）、衣服拖行法（图 15-10）和腋下拖行法等搬运方式。

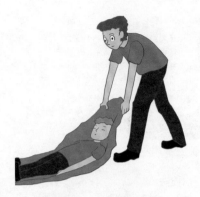
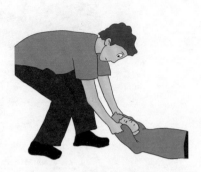

图 15-9　毛毯拖行法　　　　　图 15-10　衣服拖行法

（2）双人搬运法（图 15-11）

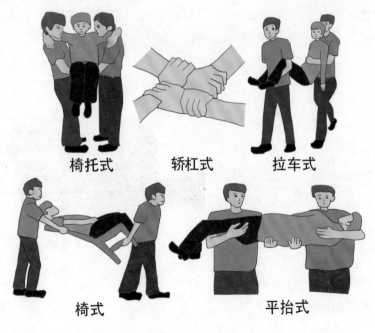

椅托式　　　　轿杠式　　　　拉车式

椅式　　　　　　　平抬式

图 15-11　双人搬运法

①椅托式：急救者二人手臂交叉，呈座椅状。

②轿杠式：急救者二人四手臂交叉。

③拉车式：一位急救者抱住伤员双腿，另一位急救者则双手从腋下抱住伤员。

④椅式搬运法：将伤员放在座椅以搬运。

⑤平抬法：两位急救者双手平抱伤员胸背部及臀部、下肢。

2.担架搬运法（图15-12）

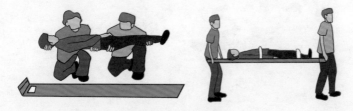

图 15-12　担架搬运法

（1）铲式担架搬运、脊柱固定搬运、毛毯搬运。

（2）搬运要点：担架员在伤员一侧，将伤员抱上担架，并将伤员固定在担架上，头部向后，以便观察病情变化，病情如有变化，应立即停下抢救，先放脚，后放头。

（3）冬季要保暖，夏季要防暑，抬担架者步调一致，走步要交叉，即前左后右，搬运过程中维持伤员于水平状态。

三、特殊损伤的搬运

1.颅脑损伤：患者应取侧卧或半俯卧位，以保持呼吸道通畅，固定头部以防震动。

2.脊柱损伤的搬运（图 15–13）：有颈椎骨折应先行颈椎固定后再搬运；脊柱损伤时应有3～4人在场同时搬运，搬运时动作要一致，整个身体要维持在一条线上。

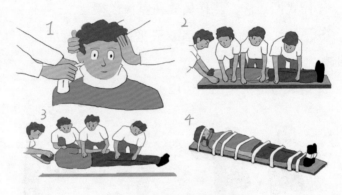

图 15–13　脊柱损伤的搬运

3.如遇高血压脑出血患者，头部可适当垫高，减少头部的血流。

4.昏迷者，可将其头部偏向一侧，以便呕吐物或痰液污物顺着流出来，不致吸入。

5.外伤出血处于休克状态的病人，可将其头部适当放低些。

6.心脏病患者出现心力衰竭、呼吸困难者可采取坐位，使呼吸更通畅。

四、搬运注意事项

1.搬运前迅速观察受伤现场和判断伤情，不要盲目移动伤病员。

2. 做好伤病员的现场救护，先救命后治伤。

3. 先止血、包扎、固定后再搬运。

4. 搬运伤病员时要根据具体情况选择合适的搬运方法和搬运工具。

5. 伤病员体位要适宜，疑肋骨骨折不能背运，遇脊柱损伤应用硬担架搬运，四人同时用力保持伤员脊柱及肢体在一条直线上，防止加重损伤。疑有颈椎损伤的伤病员，无颈托时，颈部两侧用沙袋或衣物等固定（图15-14）。

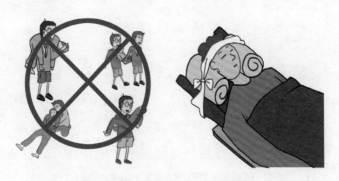

图 15-14　颈椎损伤患者的搬运

6. 搬运动作要轻巧、迅速、协调，避免不必要的震动。

7. 途中应严密观察病情变化，必要时进行急救处理。

8. 伤病员送到医院后，陪送人应向医务人员交代病情及急救处理经过，便于日后的进一步处理。

五、运输与途中救护

现场救护活动中，时间就是生命，在现场初步处理和合理分拣伤病员后，要即刻组织实施运送计划（图15-15）。

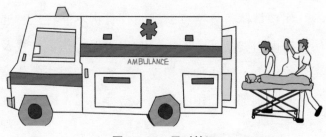

图 15-15　及时转运

在实施运送前，必须首先明确运送目的地医院，应根据病情和运送条件合理选择，一般遵循就近入院和选择专科医院的原则。保证运输迅速的三个重要条件是交通工具、路线、通信。应选择最佳运输路线，配备良好通信联络设备，转运途中要密切关注伤病员的病情和伤情变化，出现心跳呼吸骤停仍需立即行心肺复苏术进行抢救。

第二节　终止施救

伤病患者作为社会个体，自己有权决定是否接受紧急救助。不要救治一个拒绝施救的人，如果患者中途拒绝救护应立即停止，打电话给 120 求助。第一目击者在心肺复苏成功、专业人员接管患者、已无力继续施救、现场不安全等情况下终止施救（图 15-16）。

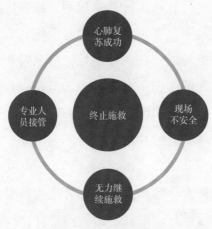

图 15-16　终止施救

一、患者自主权的维护

"患者自主权"是"患者自主决定权"的简称，是指患者在医疗过程中对医疗行为的开展、选择、继续和终止的权利。宪法规定公民人身和财产权利不可侵犯。当公民由于染病或受伤时，需要医疗机构积极施救，但在医疗中要考虑患者的自主权，对患者自主权的尊重就是维护公民宪法权益的体现。在实践中，医疗机构纷纷采取相应的措施以证明患者自主权的行使，但如果规则的执行过于僵化又会产生相反的效果。对患者自主权的尊重往往会导致种种不幸结果的发生，如何权衡患者自主权的界限和医疗干预的尺度，在我国医疗纠纷频频发生的当下具有重要的理论与实践意义。

患者享有生命、健康等基本权利，这些权利受法律保护。在医疗过程中，尊重患者意愿是医疗的基本原则。但这种尊重不是绝对的，在医疗领域，患者对相关专业性的知识和操作实践的认识是有限的，甚至是一片空白。在某些紧急情况下（如面临重伤、死亡或其他严重的疾病等），由于患者的身体状况的异常，所处环境不同，面对形势的危急，也可能因此而做出错误的选择。因此在伤病突发的第一现场，救护人员和伤病者在尊重伤病员的自主权的同时，应对伤病员进行"温和"的救助解释，以防止他们产生恐惧和做出错误的决定。

二、现场救护的立法保护

由于第一目击者现场救护知识的局限，他们往往对自己的救护决策会产生怀疑和顾虑，害怕承担救助不当所造成的后果，这往往耽误了伤病员的最佳抢救时机。2017年10月1日正式实施的《中华人民共和国民法总则》，其中俗称为"好人法"的第184条规定："因自愿实施紧急救助行为造成受助人损害的，救助人不承担民事责任"，这从法律层面解决了"没人敢救"的问题。